Hans Peter Dreitzel

Gestalt und Prozess

AF719964

EHP-FACHBUCH

Hg. Anna und Milan Sreckovic

Der Autor:

Hans Peter Dreitzel; geboren 1935 in Berlin; nach jahrelanger akademischer Arbeit in den USA drei Jahrzehnte Professor für Soziologie an der Freien Universität Berlin; lebt heute in Griechenland; in den Siebzigerjahren Ausbildung zum Gestalttherapeuten in Berlin und New York und Aufbau einer psychotherapeutischen Praxis. Sein wichtigster Lehrer war Isadore From, der 1998 verstorbene Mitbegründer der Gestalttherapie in New York. Seit den Achtzigerjahren Ausbilder an verschiedenen gestalttherapeutischen Ausbildungsinstituten; Autor zahlreicher Beiträge zur Gestalttherapie, darunter das grundlegende Buch zur Theorie des Kontaktprozesses *Reflexive Sinnlichkeit*, 1992 (TB u.d.T. *Emotionales Gewahrsein*, 1998). Sein gegenwärtiges Hauptinteresse ist eine meditative Vertiefung der Gestalttherapie, ihre Erweiterung um die spirituelle Dimension.
Er gibt weiterhin gestalttherapeutische Fortbildungsseminare in Deutschland, Österreich und Griechenland. Info: www.dreitzel-gestalttherapie.org; peter.dreitzel@web.de.

HANS PETER DREITZEL

GESTALT UND PROZESS

Eine psychotherapeutische Diagnostik oder: Der gesunde Mensch hat wenig Charakter

unter Mitarbeit von
Brigitte Stelzer

E H P
– 2004 –

© 2004 EHP – Edition Humanistische Psychologie
Johannesstraße 22, 51465 Bergisch Gladbach

Redaktion: Maria Michels-Kohlhage

Bibliografische Information der Deutschen Nationalbibliothek
Die Deutsche Nationalbibliothek verzeichnet diese Publikation in der Deutschen Nationalbibliografie; detaillierte bibliografische Daten sind im Internet über http://dnb.d-nb.de abrufbar

Umschlagentwurf: Gerd Struwe
- unter Verwendung eines Fotos von Uwe Giese

Satz: Image concept Werbeagentur GmbH, Hannover

Alle Rechte vorbehalten. All rights reserved. No part of this book may be reproduced or transmitted in any form or by any means, electronic or mechanical, including photocopying, recording or by any information storage and retrieval system, without permission in writing from the publisher.

ISBN 978-3-89797-031-1

Inhalt

Schaubilder, Kommentare, Therapiebeispiele

Abbildungen und Kästen

Dieses Buch ist all jenen gewidmet,
die mich an ihren Gestalt-Arbeiten teilnehmen ließen
und die mich gelehrt haben,
wie einförmig und wiederholend wir in unseren
neurotischen Prozessen sind
und wie einzigartig und unvergleichbar
jenseits von ihnen.

Vorwort

Dieses Buch ist **für Gestalttherapeuten** und solche, die es werden wollen, geschrieben. Es kann aber auch für interessierte Psychotherapeuten anderer Schulen einen raschen Zugang zur Gestalttherapie eröffnen, denn die hier benutzten Begriffe sind, soweit dies der gestalttherapeutisch-theoretische Zusammenhang erlaubt, der vertrauten Terminologie der Klinischen Psychologie angepasst.

Das Buch enthält zweierlei in einem: Es ist erstens eine **Einführung in die gestalttherapeutische Diagnostik**, die Sie als einen fortlaufenden Text hintereinander lesen können, und zweitens ein **Arbeitsbuch**, das zur Orientierung in aktuellen Therapien immer wieder zurate gezogen werden kann. Allerdings ist es sinnvoll, vor der Benutzung als **Arbeitsbuch** den fortlaufenden Text einmal durchzulesen, um das diagnostische Modell als Ganzes zu erfassen.

Für dieses Modell benutze ich durchgehend die Metapher „Landkarte“ bzw. „Feldatlas“. Das soll vor allem verdeutlichen, dass es hier nicht um die Entstehung oder das Wesen der Neurosen geht, sondern allein um die bessere **Orientierung des therapeutischen Handelns in der Praxis**. Andererseits ist dieses Buch auch nicht etwa ein Lehrbuch gestalttherapeutischer Techniken: Unsere Methode ist die Schulung des Gewahrseins. Die Techniken dazu sind der Kreativität jedes Gestalttherapeuten überlassen, der dem Bewährten immer wieder Neues hinzufügen wird. Hier geht es um eine bessere Orientierung des Gestalttherapeuten durch eine Sammlung diagnostischer Landkarten, die zusammen genommen so etwas wie einen Feldatlas für die therapeutische Praxis bilden. Das Modell für diese gestalttherapeutische Diagnostik ist aus der Praxis entstanden und hat sich in der Praxis bewährt. Zugleich ist es aber dem **theoretischen Grundansatz der Gestalttherapie** verpflichtet und berücksichtigt dabei auch die neueren theoretischen Entwicklungen und Diskussionen, soweit sie diesem Grundansatz nicht widersprechen. Denn ich bin davon überzeugt, dass die von Frederick S. Perls und Paul Goodman erarbeitete theoretische Basis der Gestalttherapie so grundlegende Erkenntnisse enthält, dass wir weiterhin auf ihr aufbauen sollten. Aber auch innerhalb dieses Rahmens waren hier und da theoretische Entscheidungen zu treffen, bei denen mir nicht jeder Gestalttherapeut folgen mag. Für mich war das Kriterium immer, ob sich eine theoretische Annahme oder Differenzierung als klare Orientierungshilfe in der gestalttherapeutischen Praxis bewährt hat oder nicht. In der Theorie der Psychotherapie geht es eben nicht allein darum, das Beobachtete, sondern auch das Praktikable auf möglichst plausible Art zu strukturieren.

Theoretische Überlegungen und Entscheidungen sowie die Literatur, auf die ich mich dabei gestützt habe, sind durchweg im **Kleindruck** in den fortlaufenden Text so eingefügt, dass der Leser sie überspringen kann, ohne dass das Verständnis des Textes darunter leidet.

Einen **Feldatlas** nenne ich dieses Buch auch deshalb, weil es zahlreiche Abbildungen und Schautafeln enthält, zu denen der Text als durchgehende Erläuterung gelesen werden kann. Die Abbildungen innerhalb des fortlaufenden Textes dienen dabei vor allem der Auflockerung und als Erinnerungshilfe für Menschen, die über eine stärker bildhafte Auffassungsgabe verfügen, was bei vielen Gestalttherapeuten der Fall ist. Sie enthalten aber auch wichtige Definitionen und andere Orientierungshilfen. Sie lassen sich ebenso wie die Schaubilder im Anhang über die Seitenangaben im Inhaltsverzeichnis rasch auffinden. Die Schaubilder dagegen bilden den eigentlichen Feldatlas und dienen hauptsächlich der schematischen Darstellung von komplexen Funktionszusammenhängen. Sie sind als Arbeitshilfen gedacht und können neben dem Haupttext ausgeklappt werden, der auf sie verweist. Die Abbildungen und Schaubilder wie auch die Textgestaltung verdanken sich der Arbeit von **Brigitte Stelzer**. Für die Formulierungen und den Inhalt der Texte dagegen zeichne ich allein verantwortlich.

Das gestalttherapeutische Diagnostikmodell, das ich hier einer breiteren Leserschaft vorstellen möchte, ist in Jahren gewachsen und hat sich seit langem in meiner therapeutischen Praxis und in der Fortbildung von Gestalttherapeuten bewährt. Seine Ursprünge gehen zurück bis in die Achtzigerjahre, als ich zusammen mit Doris Dreitzel unsere ersten Diagnostik-Kurse für Gestalttherapeuten gab. Die Erfahrungen ungezählter „Gestalt-Arbeiten", die ich als Therapeut begleitet oder als Gestalttherapie-Lehrer supervidiert habe, sind in dieses Modell eingegangen. Ich habe Teile davon in hektographierter Form den Teilnehmern vieler Fortbildungs- und Supervisionsgruppen zugänglich gemacht und jahrelang mit ihnen daran weitergearbeitet. Dabei hat es Phasen gegeben, in denen es schon weiter ausdifferenziert, und andere, in denen es noch knapper gefasst war und noch keinerlei „Wegweiser" enthielt. Die hier nun vorgelegte Fassung hat sich in der Praxis am besten bewährt.

Alle Schemata und Manuskripte zur Diagnostik, die ich in der Vergangenheit an Einzelne oder Gruppen ausgehändigt habe, sind mit diesem Buch überholt und ungültig geworden!

Die **Therapiebeispiele** (als graue Kästchen hervorgehoben) in diesem Buch stammen entweder aus meinen eigenen Therapien und Fortbildungsgruppen oder wurden mir von Kolleginnen und Kollegen in der Supervision berichtet.
Ich erzähle die Beispiele so, wie sie mir beim Schreiben ins Gedächtnis kamen, und das mag nicht immer mit den Tatsachen ganz übereinstimmen. Auch habe ich hier und da um der notwendigen Anonymität willen Angaben verändert, die zur Sache nichts beitragen. Dennoch bitte ich alle Betroffenen um Verzeihung, sie nicht gefragt zu haben: Oft wusste ich nicht mehr, wem die eine oder andere der anekdotenhaften Geschichten zuzuordnen war.

Ich bin eigentlich guter Hoffnung, dass dieses Büchlein vielen Gestalttherapeuten bei der Orientierung im Dschungel der Neurosen hilfreich sein kann und bei der Frage, wie dann jeweils therapeutisch vorzugehen sei, von Nutzen sein wird. Aber, wie immer bei der Gestalttherapie: Letzten Endes muss es die Praxis sein, durch die wir lernen. Auch das Lesen von Landkarten muss gelernt sein, wenn man sich im Feld mit ihrer Hilfe gut orientieren will. Deshalb sei dem interessierten Leser geraten, an therapeutischen Exkursionen teilzunehmen, bei denen die Orientierung mit diesem diagnostischen Feldatlas durch Selbsterfahrung geübt werden kann.

Angebote dazu finden sich auf meiner Homepage
www.dreitzel-gestalttherapie.org
oder durch persönliche Anfrage (peter.dreitzel@web.de).

Hans Peter Dreitzel,
Trikeri bei Volos, im Sommer 2004

Nichts hilft als die standhaltende Diagnose seiner selbst und der anderen, der Versuch, durch Bewusstsein, wenn schon nicht dem Unheil zu entweichen, so doch sich seiner verhängnisvollen Gewalt, die der Blindheit, zu entziehen.
(T. W. Adorno, Minima Moralia)

I. Einleitung: Zum Verhältnis von Gestalttherapie und Diagnostik

Nach wie vor haben die meisten Gestalttherapeuten ein gespaltenes Verhältnis zur Diagnostik. Einige lehnen jede Diagnostik als mit der Gestalttherapie unvereinbar kategorisch ab. Sie arbeite, so heißt es, allemal mit diskriminierenden Etiketten, ordne lebendige Menschen in Schubladen und führe zu Scheuklappen bei der Wahrnehmung der je individuellen lebendigen Wirklichkeit eines Menschen. Und das ist in der Tat eine Gefahr.

Auf dem anderen Pol finden sich Gestalttherapeuten, die ungeniert von „Charakterneurosen“, „Persönlichkeitsstörungen“ oder „Borderlinern“ sprechen, als ob diese aus der Psychoanalyse entlehnten Begriffe mit einem gestalttherapeutischen Verständnis von den Störungen an der Kontaktgrenze im Organismus/Umwelt-Feld vereinbar wären. Insbesondere diejenigen, die die für die Kassenzulassung nun erforderliche tiefenpsychologische Fortbildung absolviert haben, bedienen sich unter dem Zwang zum Abfassen von Gutachten aus diesem Begriffsvokabular, und, wenn sie belesen sind, aus dem großen Reservoir an ätiologischen und symptomatologischen Erkenntnissen, das diese Tradition zu bieten hat.

Die meisten aber, die ich in meinen zwanzig Jahren Supervisions- und Fortbildungsarbeit mit Gestalttherapeuten kennen gelernt habe, suchen Orientierung im Labyrinth der Leidensformen und neurotischen Gestaltbildungen, die ihnen in der Praxis begegnen, und sind zugleich verwirrt durch den Widerspruch von prozessorientierter Therapiepraxis, die sie gelernt haben, und personorientierter Diagnostik, die sie in den tiefenpsychologischen Büchern lesen. Und sie fühlen sich in dieser oft uneingestandenen Verwirrung von der älteren Generation der Gestalttherapeuten, die heute den Ausbildungsstil bestimmen und die theoretischen Diskussionen beherrschen, im Stich gelassen. Sie wollen einfach mehr darüber wissen, welche Interventionen, welche Gestalt-Experimente und welche Dialogformen bei welchen Arten von Störungen am wirksamsten therapeutisch weiterführen. An diese Mehrheit unter den Gestalttherapeuten richtet sich dieser Orientierungsversuch.

Das Problem der Diagnostik in der gestalttherapeutischen Literatur

In einer didaktisch ausgezeichneten Zusammenfassung des Werkes von Fritz Perls *(J. von Bialy/ H. Volk-von Bialy: Siebenmal Perls auf einen Streich – Die klassische Gestalttherapie im Überblick, Paderborn 1998)* kommt der Begriff „Diagnostik" überhaupt nicht vor. Das ist kennzeichnend für die Lage: Um die Diagnostik haben sich Gestalttherapeuten von Anfang an so gut wie gar nicht gekümmert. Erst in jüngster Zeit ist bei einigen Autoren zumindest ein Problembewusstsein zu diesem Thema entstanden. Das gilt zunächst für die Arbeiten von *Gary Yontef*, der sich vor allem um eine Integration psychoanalytischer Einsichten aus der Objektbeziehungstheorie und aus der Therapie mit schweren Persönlichkeitsstörungen bemüht hat.
Die Beiträge von Gary Yontef stammen zumeist aus den Achtzigerjahren *(Awarenes, Dialog, Prozess – Wege zu einer relationalen Gestalttherapie, Köln 1999)*. Anfang der Neunzigerjahre erschien das bisher einzige deutsche Buch, das sich mit dem Problem einer gestalttherapeutischen Diagnostik auseinander setzt *(Frank-M. Staemmler: Therapeutische Beziehung und Diagnose – gestalttherapeutische Antworten, München 1993)*. Obwohl Staemmler den Begriff Diagnose benutzt, weicht er ihn zugleich bis zur Unkenntlichkeit auf. Staemmler gehört im Grunde zu den Kritikern einer Diagnostik im Kontext von Gestalttherapie. Er benutzt den Begriff der Diagnose zur Bezeichnung des gemeinsamen, dialogischen Herausarbeitens des zentralen Themas der Therapie – ohne Frage eine wichtige Aufgabe, deren Bewältigung aber den Therapeuten noch nicht in die Lage versetzt, die Kontaktunterbrechungen des Patienten so wahrzunehmen, dass er für seine Arbeit ausreichend orientiert ist. Von einer wirklichen Diagnostik kann so nicht – und soll wohl auch nicht – die Rede sein.
Kritisch setzt sich *Rolf Heinzmann* mit Staemmler auseinander *(Diagnostik I und Diagnostik; in: Gestaltzeitung 16.2003; 17.2004)*. Heinzmann hat verständlicherweise ein Problem damit, bei der Arbeit mit schwerer gestörten Patienten mit dem „diagnostischen" Ansatz von Staemmler zurechtzukommen. Aber wie so viele fällt er dann zurück in die Kategorien der herkömmlichen klinischen Diagnostik mit all ihren Gefahren und Mängeln. Dabei muss man die Kriterien, denen eine **gestalttherapeutische** Diagnostik nach Staemmler genügen muss, durchaus nicht aufgeben, wenn man eine am Kontaktprozess-Modell orientierte Diagnostik entwickeln will (dazu s.u. Kap. II.5).
Auch im *Handbuch der Gestalttherapie (hrsg. von R. Fuhr u.a., Göttingen 1999)* sind zum Thema Diagnostik nur vereinzelte und unverbunden nebeneinander stehende Ansätze zu finden. Die Herausgeber, die die Notwendigkeit einer Diagnostik auch für die Gestalttherapie grundsätzlich anerkennen, entwickeln hier aus dem Menschenbild der Gestalttherapie einen Rahmen, innerhalb dessen sich sinnvoll von Diagnostik im gestalttherapeutischen Kontext sprechen lässt.
Danach folgen dort zwei Beiträge von Bertram Müller und von Staemmler, deren widersprüchliche Ansätze ohne Bezug aufeinander bleiben. Während Müller den Versuch unternimmt, die gestalttherapeutische Diagnostik an das Modell des Kontaktprozesses zu binden und damit Bezug nimmt auf die theoretische Ausgangslage der Gestalttherа-

pie, wiederholt Staemmler den Ansatz einer früheren Arbeit. Die meisten Autoren, die sich der Frage der Diagnostik in der Gestalttherapie zugewandet haben, fallen allerdings wie Rolf Heinzmann wieder zurück in eine Persönlichkeitsdiagnostik.
Insbesondere gilt das für *Stefan Blankertz (Gestalttherapeutische Diagnostik in Beratung, Therapie und Coaching. Mit dem neuen Gestalttypen-Indikator (GTI); in: Gestaltkritik 13.2004, Nr. 1)*, dessen theoretischer Ansatz unvermittelt in einem – wie auch immer gestalttherapeutisch gedachten – Persönlichkeitstest (!) mündet.
Dass die meisten Autoren, die sich mit Gestaltdiagnostik beschäftigt haben, wieder in eine Persönlichkeitsdiagnostik zurückfallen, wird sehr deutlich in dem als Überblick sehr nützlichen Beitrag von *Nancy Amendt-Lyon und Renate Hutterer-Krisch (Diagnostik in der Gestalttherapie; in: R. Hutterer-Krisch u.a. (Hg.): Neue Entwicklungen in der Integrativen Gestalttherapie, Wien 1999)*. Diese Abhandlung stellt zunächst wieder sehr gut den theoretischen Rahmen dar, in dem gestalttherapeutische Diagnostik gedacht werden muss, um dann aber zahlreiche Ansätze anderer Autoren ohne jede kritische Stellungnahme und ohne Bezug auf den Beginn der Abhandlung zusammenzufassen. Man gewinnt den Eindruck, dass die beiden Autorinnen ihre widersprüchlichen Auffassungen unverbunden aneinander gefügt haben.

Nicht zur Kenntnis genommen wird dort der Versuch von *Carol Swanson und Philip Lichtenberg (Diagnosis in gestalt therapy: a modest beginning; in: The Gestalt Journal, Spring 1998)*, in dem die Autoren meinen, dass sich die gestalttherapeutische Diagnostik von folgenden Fragen leiten lassen sollte:

1. „Was ist besonders offensichtlich im Hinblick auf einen Verlust von Ich-Funktionen?
2. Ist dieser Verlust von Ich-Funktionen vorwiegend mit Es-Funktionen oder mit Persönlichkeitsfunktionen verbunden?
3. Wo im Prozess von Kontakt und Rückzug geschieht dieser Verlust von Ich-Funktionen?
4. Was ist das bezeichnende Muster bei den Ich-Funktionsverlusten?
5. Wie wiederholen sich diese Muster im Lauf der Zeit – typische Muster dieser Person?
6. Zu welchem therapeutischen Vorschlag führt eine Diagnose jeweils?“ (6f. [dt. Übers. Dreitzel])

An diesen auf den Kontaktprozess bezogenen Fragen orientiert sich auch das diagnostische Modell, das ich hier vorstelle.

Aber auch Swanson und Lichtenberg sind so zaghaft bei ihren Überlegungen, dass sie nicht zu einer wirklichen gestalttherapeutischen Diagnostik vorstoßen:
„Wir sind uns bewusst, dass die Behandlung sich am Hier-und-Jetzt der nächsten Begeg-

nung ausrichten sollte, und wir schlagen nicht vor, dass der Therapeut in die nächste Sitzung mit einem Plan geht. Aber Überlegungen über Behandlungsmöglichkeiten stärken die Vorstellungskraft des Therapeuten zur Frage, was in einer Therapie getan werden kann, und sind manchmal nützlich, wenn der Patient sein Muster des Ich-Funktions-Verlustes wiederholt." (9 [dt. Übers. Dreitzel])

Insgesamt zeigt sich also, dass die bislang vorliegende Literatur zur gestalttherapeutischen Diagnostik ihre Aufgabe noch kaum in Angriff genommen hat. (Zum Aufsatz von *K. Höll in: Gestalttherapie 18.2004* s.u. Kap. II.4.) Es ist, als ob der Anti-Intellektualismus des späten Perls mit seiner Verdammung jedes „thinking about" viele Gestalttherapeuten noch immer daran hindert, sich begrifflich zu orientieren.

Mein gestalttherapeutisches Diagnostikmodell beruht letzten Endes auf Gedanken, die zuerst im Gründungstext der Gestalttherapie skizziert worden sind. *Frederick S. Perls, Ralph Hefferline und Paul Goodman* haben dort im theoretischen Teil *(Gestalt therapy. Excitement and growth in the human personality, new ed. New York 1994*; zuerst 1951; dt. u.d.T. *Gestalttherapie – Lebensfreude und Persönlichkeitsentfaltung, Stuttgart 1979*; im Weiteren als „PHG" zitiert) zwei verschiedene Modelle vorgestellt, die das psychische Geschehen an der Kontaktgrenze zwischen Organismus und Umwelt verdeutlichen sollten: das Prozessmodell der Kontaktphasen und Kontaktunterbrechungen, das ich in meinem Buch *Reflexive Sinnlichkeit* (Köln 1992; TB-Ausg. u.d.T. *Emotionales Gewahrsein, München 1998*) genauer entwickelt habe, und das aus Freuds Vorstellung von psychischen Instanzen entwickelte morphologische Modell des Selbst und seiner Funktionen. Diese beiden Modelle stehen bei PHG relativ unverbunden nebeneinander. Der folgende Text verbindet beide Modelle in einer einheitlichen prozess-diagnostischen Betrachtung, wobei die verschiedenen, aber miteinander verbundenen Ebenen der Diagnostik eine multi-dimensionale Perspektive erlauben.

Wie alle Psychotherapien ist auch die Gestalttherapie ein „Sprachspiel" im Sinne Wittgensteins, das die Welt mit Hilfe von bestimmten Worten und Begriffen beobachtet, die eine Auswahl treffen und Akzente setzen, kurz: die Wirklichkeit auf ihre eigene Weise konstruieren. Da, wo die hier im Kontext der Gestalttherapie verwendeten Begriffe mit denen der herkömmlichen Klinischen Psychologie übereinstimmen, sind sie bewusst so gewählt, um Sachverhalte zu bezeichnen, die auch von jener beschrieben werden, hier aber immer im Kontext einer Prozess-Analyse zu verstehen sind. **Der Wert und die Gültigkeit auch dieses Sprachspiels bemisst sich ausschließlich an seiner Orientierungskraft für das therapeutische Handeln.** Weder beansprucht es einen darüber hinausgehenden Wert für die

Erkenntnis des menschlichen Lebens, noch ist es geeignet, unvermittelt, d.h. ohne kreative Übersetzungsleistung durch den Therapeuten, in den Dialog mit dem Patienten Eingang zu finden.

Noch einmal: Es geht in diesen Skizzen und Schemata nicht darum, die Vielgestaltigkeit des menschlichen Erlebens und Erfahrens auf wenige Begriffe zu reduzieren und damit gar ein anthropologisches Modell von allgemeiner Gültigkeit zu entwerfen. Es gibt Lebenserfahrungen und Lebensentwürfe, zu denen dieses Modell nichts zu sagen hat, z.B. die Erfahrung der Meditation (anschlussfähig) oder ein asketischer Lebensentwurf (nicht anschlussfähig), z.B. die Erfahrung der Folter (anschlussfähig) oder ein Lebensentwurf als Krieger (nicht anschlussfähig).

Auch im Hinblick auf das Subjekt und auf die Art der Störungen ist dieser Orientierungsversuch eingeschränkt: **Erstens bezieht sich dieser Leitfaden nur auf individuelle, nicht auf kollektive Subjekte einer Störung**. Die Frage, ob und wie weit diese Landkarte auch für die Arbeit mit Paaren, Familien, Gruppen und Organisationen brauchbar ist, wird hier offen gelassen. **Zweitens bleiben neurologisch bedingte und im engeren Sinne psychotische Störungen ausgeklammert.** Hier wären eigene Landkarten anzulegen, die heute den Stand der Gehirnforschung zu berücksichtigen hätten, was hier nicht versucht wird. Damit soll allerdings auch nichts gesagt sein über den Wert gestalttherapeutischer Vorgehensweisen in der Behandlung von Psychosen. Aus gestalttherapeutischer Sicht gibt es keine klare Abgrenzung zwischen neurotischem und psychotischem Erleben; die Übergänge sind fließend.

II. Entwurf einer gestalttherapeutischen Diagnostik

Vorbemerkung zum Sprachgebrauch

In diesem Text wird aus stilistischen Gründen durchgängig der grammatisch korrekte Gattungsbegriff gebraucht, wenn **beide Geschlechter gemeint** sind.
Der Ausdruck „Therapeut" meint im Folgenden fast immer den gestalttherapeutisch arbeitenden Psychotherapeuten, denn dieser diagnostische Feldatlas setzt gestalttherapeutisches Arbeiten voraus.

Ferner habe ich mich entschieden, lieber von Patienten als von Klienten zu sprechen. Beide Begriffe sind als Bezeichnung der Menschen, mit denen wir in der Gestalttherapie arbeiten, wenig glücklich. Aber trotz der unguten Assoziationen aus dem medizinischen Bereich, die das Wort bei vielen leider auslöst, wähle ich hier absichtsvoll den Ausdruck „Patient" und nicht „Klient", denn das Wort Patient bezeichnet einen Leidenden, und als Leidende kommen die Menschen auf der Suche nach existentieller Hilfe zu uns, nicht als Kunden eines Dienstleistungsbetriebes.

Außerdem ist hier hin und wieder von „gestörten" und „schwer gestörten" Menschen die Rede. Auch eine prozessdiagnostische Perspektive kommt nicht daran vorbei, dass es psychisch schwer gestörte Menschen gibt, und es ist zuweilen notwendig, diese Tatsache auch zu benennen. Die Prozessdiagnostik bietet eine Orientierung für die gestalttherapeutische *Arbeit*, die immer Arbeit am Kontaktprozess ist. Es ist nicht ihr Sinn, uns die Orientierung unter Menschen zu erleichtern. Dennoch halte ich es für wichtig, dass Gestalttherapeuten die Disziplin aufbringen, über die Bezeichnung „gestört" oder „schwer gestört" hinaus grundsätzlich keine klinischen Ausdrücke zu verwenden, die sich zur Etikettierung von Menschen missbrauchen lassen – auch wenn es manchmal schwer fällt, immer von „depressiven Prozessen", „narzisstischem Erleben" usw. zu sprechen.

1. Das Diagnostizieren ist ein Typisierungsprozess

Die Problematik des Diagnostizierens kennen nicht nur Ärzte und Psychotherapeuten. Wir alle diagnostizieren ständig unsere Mitmenschen, indem wir uns über ihr Wesen Urteile bilden und sie in Typen ordnen. Wann immer wir mit fremden Menschen zu tun haben, bilden wir uns Vor-Urteile, Vor-Verständnisse. Wir schließen aus ihrem Aussehen, ihrer Kleidung, ihrer Haltung und ihrem Minenspiel, mit was für einer Person wir es zu tun haben: freundlich oder feindlich, sympathisch oder unsympathisch, anziehend oder bedrohlich, aufregend oder langweilig, nützlich oder von keinem Interesse für uns. Unsere gröbsten Einteilungen beziehen sich auf Alter und Geschlecht, sie sind das erste, was wir von einem Menschen wahrnehmen. und das Letzte, was wir von ihm vergessen. Für flüchtige Kontakte in der Öffentlichkeit reicht das bereits. Sobald wir aber ein spezifischeres Interesse an einem Menschen haben, z.B. als Dienstleister oder Kunde, als Untergebener oder Vorgesetzter, als Mitarbeiter, Teammitglied, Kontaktperson, als Lehrer oder Schüler, Partner oder Freund, ordnet sich das gegenwärtig Wahrgenommene zu einer Figur vor dem Hintergrund irrelevanten Materials und verbindet sich mit früheren Erfahrungen zu einer relevanten Gestalt.

Und doch haben wir nie – nicht einmal bei lebenslangen Partnern – den vollen Durchblick, immer bleibt die „Diagnose“ vorläufig. Nicht einmal uns selbst, geschweige denn einen anderen Menschen kennen wir jemals vollständig, teils weil sich Menschen durch Lern- und Lebensprozesse unablässig verändern und mit ihren Veränderungen unserem langsamen Verstehen immer schon voraus sind, teils weil ihnen eine Unergründlichkeit eignet, die in dem transpersonalen Kern jedes Menschen wurzelt. Diagnose heißt wörtlich so viel wie „Durchblick“ (griechisch dia = durch und gnosis = das Sehen / die Erkenntnis), und den brauchen wir ständig zur Orientierung unseres Handelns, ohne ihn jemals vollständig zu haben. Anders gesagt: Wir blicken nicht durch, aber wir brauchen dennoch und gerade deshalb Orientierung. Daher konstruieren wir den „Durchblick“ aus Erfahrung und Wahrnehmung und sichern ihn ab durch Kommunikation – so funktioniert Diagnostik im Alltag wie in der therapeutischen Praxis.

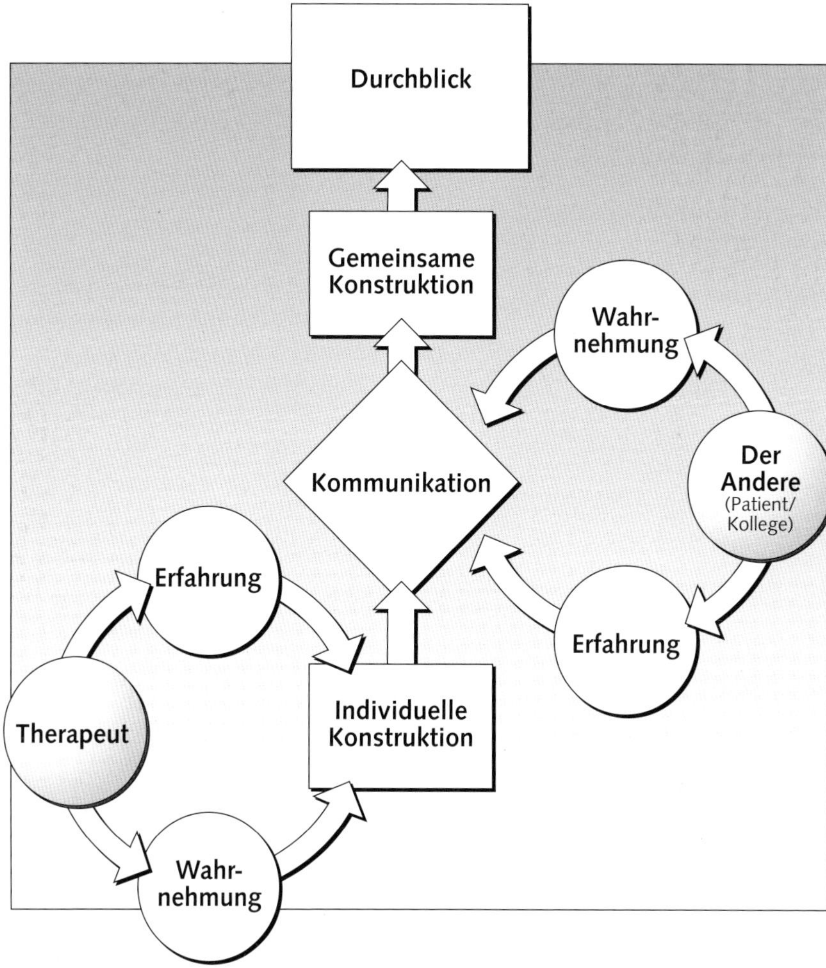

Abb. 1: Zusammenhang von Erfahrung und Wahrnehmung im Typisierungsprozess (*© Dreitzel/Stelzer 2004*)

Diese Konstruktionen müssen allerdings ständig im Fluss gehalten werden indem wir ihre drei Quellen – *Erfahrung, Wahrnehmung, Kommunikation* – stets offen halten für neue und differenziertere Informationen. Sobald wir bei einer Typisierung (einer Diagnose) stehen bleiben und glauben, jetzt den vollen Durchblick zu haben, verschließen wir uns vor neuen Wahrnehmungen und vertieften Erfahrungen, und unsere Typisierungen werden zu bloßen Vorurteilen. Erst dann stempeln wir jemanden ab und verschließen uns damit der Möglichkeit zur Differenzierung, aber auch zur Revision unseres Bildes. Diese Neigung zur Fixierung einmal erstellter Fremdbilder ist eine ständige Gefahr. Wir richten uns gern in der scheinbaren Sicherheit unserer Urteile und Erkenntnisse ein und fürchten, wie auch in anderen Lebensbereichen, die Veränderung, das Unvorhersehbare und Neue. Manchmal ist es bloße Bequemlichkeit, eine Art Wahrnehmungsfaulheit, manchmal haben wir Angst vor vielleicht unangenehmen neuen Erkenntnissen oder vor der desorientierenden Wirkung von zu viel Wissen, das sich (noch) nicht zu einer handlungsorientierenden Gestalt verdichtet, fast immer aber sind Projektionen mit im Spiel.

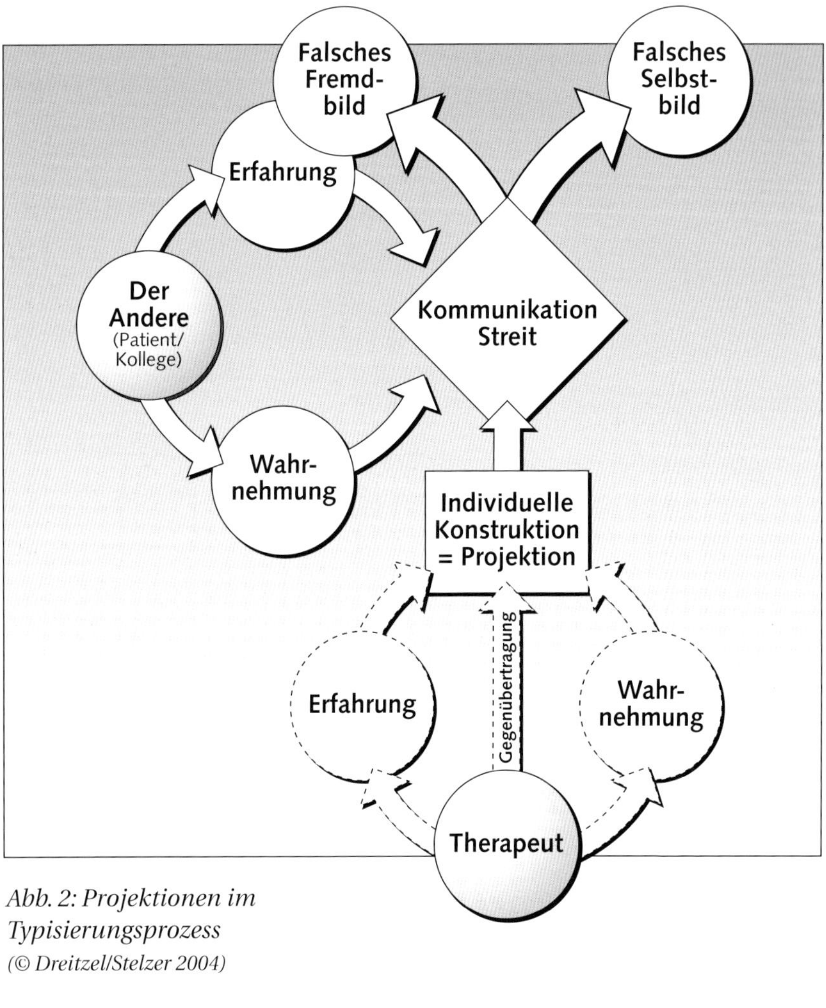

Abb. 2: Projektionen im Typisierungsprozess
(© Dreitzel/Stelzer 2004)

2. Der Therapeut als diagnostisches Instrument

Das wichtigste diagnostische Instrument in der Psychotherapie ist sich der Psychotherapeut selbst, beziehungsweise das, was er ohne andere eigene Zutat als sein Interesse am Wachstumspotenzial des Patienten und seine Fähigkeit zur Empathie an der Kontaktgrenze zwischen sich und dem Patienten erlebt. Die körperliche und emotionale Sensibilität des Therapeuten im Hier-und-Jetzt sowie seine Lebenserfahrung im Allgemeinen und seine Erfahrung mit Patienten im Besonderen bilden zusammengenommen den Resonanzboden, der ihn zu der spezifischen Ich-Du-Begegnung befähigt, aus der so etwas wie Therapie, d.h. heilendes Gewahrsein, bei unseren Patienten entsteht.

Dies ist der Grund, warum Selbsterfahrung in der Ausbildung von Psychotherapeuten einen so großen Raum einnehmen muss, und warum die Fortbildung für sie nie ein Ende hat: Es geht darum, den Spiegel zu putzen, der der Therapeut im Gegenüber zum Patienten ist. Nur wenn die immer wieder auftauchenden Gegenübertragungen, in denen wir unsere eigenen Entbehrungen und Sehnsüchte auf die Patienten projizieren, auch wieder ins Gewahrsein gehoben werden, und wenn die Gedanken, die in der empathisch geöffneten Leere in uns auftauchen, wirklich mit unserem Patienten zu tun haben, sind unsere körperlichen Reaktionen, unsere Gefühle und unsere Gedanken von diagnostischem Wert. Das muss und kann gelernt werden in Therapie und Ausbildung, in Weiterbildung und Supervision.

3. Warum die Gestalttherapie eine Diagnostik braucht

„Mitgefühl ist der Eros des Therapeuten“ heißt es irgendwo bei Perls/Hefferline/Goodman (vgl. auch die schöne, aber schwer übersetzbare Formulierung „Compassion is the loving recognition-of-defect-as-potentially-perfect, and the on-goingness ist the filling-out of the potentiality of the object.” PHG, 198).

Das ist wahr, aber noch nicht ausreichend. Mitgefühl, liebevolle Offenheit, Empathie sind notwendige, aber noch keine hinreichenden Voraussetzungen guter Therapie. Was hinzukommen muss, ist das Handwerkszeug der Interventionen und Selbsterfahrungsexperimente *und* die diagnostische Orientierung, die uns sagt, in welcher Richtung und mit welchem Tempo wir am besten therapeutisch vorankommen, und umgekehrt, welches therapeutische Handeln im jeweiligen Moment des Kontaktprozesses zwischen Patient, Therapeut und gegebenenfalls der Gruppe unfruchtbar oder sogar schädlich ist. Um diese diagnostische Orientierung geht es hier.

1\. Wir brauchen erstens diagnostische Begriffe, weil wir uns nur mit ihrer Hilfe mit Kollegen verständigen und also nur so von deren Erfahrungen lernen können. Zwar ist es wahr, dass in jeder therapeutischen Diade wieder etwas Neues entsteht und somit auch der „Durchblick" anders konstruiert wird; aber es ist auch wahr, dass jede therapeutische Diade eine eigene Betriebsblindheit entwickelt, deren Scheuklappen nur von einem Dritten wahrgenommen werden können. Wozu brauchten wir sonst Supervision? Und schließlich: Viele der Kollegen, die wir ausbilden oder supervisorisch betreuen, arbeiten in Institutionen oder in Teams mit Kollegen anderer Therapierichtungen zusammen und stehen dort ständig unter dem Druck, angeben zu sollen, nach welcher Landkarte sie sich eigentlich richten.

2\. Wir brauchen zweitens ein diagnostisches Verständnis, weil wir gleich zu Anfang, wenn wir einen Klienten kennen lernen, die Frage beantworten müssen, ob das Setting, das wir ihm bieten können, auch das richtige oder welches andere Setting besser wäre: Ist Einzel- oder Gruppentherapie besser für ihn? Sollte der Therapeut weiblich oder männlich sein? Ist eine ambulante Therapie möglich oder eine stationäre nötig? Wäre nicht eine Selbsthilfegruppe Betroffener besser – und billiger? Müsste nicht erst ein körperlicher Entzug erfolgen? Usw.

3\. Wir brauchen drittens eine diagnostische Orientierung, um zu wissen, was therapeutisch erfolgversprechend, vor allem aber um zu wissen, was therapeutisch nicht sinnvoll oder gar schädigend ist. Zum Beispiel wie viel Strukturierung bzw. wie viel Spielraum braucht ein Klient? Wann braucht ein Klient Orientierung, wann braucht er einen Anstoß, etwas selbst herauszufinden? Wann und bei wem müssen neurotische Interaktionsspiele frustriert werden, wann und bei wem ist umgekehrt liebevolle Unterstützung nötig?

Abb. 3: Drei Gründe für eine gestalttherapeutische Diagnostik
(© Dreitzel/Stelzer 2004)

4. Der Kern der Gestalttherapie

Eine psychotherapeutisch hilfreiche Diagnostik muss allerdings bestimmten Anforderungen genügen, wenn sie nicht dem Geist und der Methode der Gestalttherapie widersprechen soll.

Erst nach Abschluss des Manuskripts kam mir ein überaus interessante Aufsatz von Kathleen Höll zur Kenntnis. *(Diagnostik in der Gestalttherapie; in: Gestalttherapie 18.2004, H. 1, 49ff.)*. Die Autorin arbeitet heraus, dass es in mehreren Wissenschaften, zumal aber in der Medizin und der Psychologie, die bislang weitgehend unverbunden nebeneinander arbeiten, zu Paradigmenwechseln gekommen sei, die nunmehr eine übergreifende allgemeine Theorie von Gesundheit und Krankheit ermöglichen würden, wie sie von Perls, Goodman und Lewin schon gefordert und vorbereitet wurde. Sie stützt sich dabei vor allem auf die neue *Theorie der Humanmedizin (3. Aufl. München 1998)* von *T. Uexküll und T. Wesiack*, die sie mit deren fortschrittlicher Definition von Gesundheit zitiert.

„Gesundheit ist demnach der ungestörte Aufbau der subjektiven Umwelt, wobei die Umwelt Nützlichkeiten wie Schädlichkeiten bieten muss, die den kreativen Möglichkeiten des Lebewesens entsprechen. Krankheit tritt ein, wenn das raffinierte Gleichgewicht zwischen subjektiver Kreativität und objektivem Angebot gestört ist, wenn [...] die Umgebung sich zu dem Lebewesen verhält, wie ein schlecht passender Schuh.'" (a.a.O., 62)
Das könnte m.E, ebenso gut ein Zitat von Perls und Goodman sein. Diese Definition umfasst das, was in der Gestalttherapie das Organismus/Umwelt-Feld ist, und verweist darauf, dass es eigentlich die Gesellschaft ist, die neurotisch ist – ein nicht passender Schuh. Und so kommentiert Kathleen Höll dieses Zitat auch mit den Worten:
„Wenn wir dieses Modell aufgreifen, haben wir die Chance, die fortschrittlichen Konzepte der Gestalttherapie hinüber zu retten [sic!] in eine neue, umfassende Theorie der menschlichen Funktionsstörungen." (a.a.O., 62)

In der Tat ist genau das die Richtung, in der wir die Theorie der Gestalttherapie besser explizieren und weiter entwickeln müssen. Überdies hat Höll vollkommen Recht, wenn sie fordert, dass vor allem die Erkenntnisse der neueren Säuglingsforschung, der systemischen Therapie und der Informationstheorie mit den Erkenntnissen der Gestalttherapie verbunden werden müssen, wenn diese noch eine Zukunft haben soll. Nur ist dies eine nicht eben geringe Aufgabe, die wohl noch etwas Zeit in Anspruch nehmen wird. Und ich bin skeptisch gegenüber Hoffnungen auf eine allumfassende Theorie der menschlichen Funktionsstörungen, die bei Höll durchklingt und die mich an die immer neuen Hoffnungen der Physiker auf eine „Unified Field Theory", die die Natur endgültig als Ganzes erklären würde, erinnert. Es könnte ja auch sein, dass die historische Natur des Menschen sich einer solchen Theorie prinzipiell entzieht.

Aber wie dem auch sei, zur Frage der Diagnostik in der Gestalttherapie hat auch Höll nichts beizutragen, was dem Therapeuten in seiner konkreten Arbeitssituation weiter helfen würde.

So denke ich, dass es nützlich ist, zuerst einmal den eigenen Beitrag der Gestalttherapie für die Diagnostik herauszuarbeiten und für die therapeutische Praxis verwendbar zu machen - und das wenigstens ohne dabei *hinter* den Stand der Säuglingsforschung, der systemischen Therapie und der Informationstheorie *zurückzufallen*. Genau das ist meine Absicht mit diesem Arbeitsbuch für Gestalttherapeuten. Denn während wir auf die Theorie warten und einige von uns daran arbeiten, *geschieht* Gestalttherapie an vielen Orten, in vielen Situationen, und mit vielen Menschen.
Vergegenwärtigen wir uns zunächst die vier Säulen, auf denen die Gestalttherapie ruht, die ihren Kern ausmachen, der sie von anderen Therapieschulen unterscheidet.
Der in diesen vier Grundelementen zum Ausdruck kommende Geist der Gestalttherapie besagt in seinem Kern, dass der Patient mit dem Hinter-

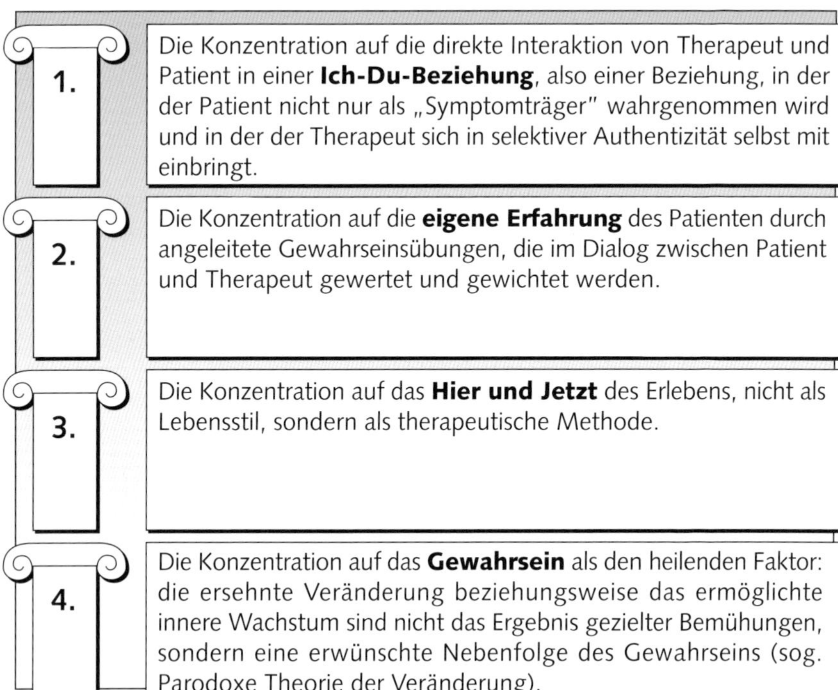

Abb. 4: Die vier Säulen der Gestalttherapie (*© Dreitzel/Stelzer 2004*)

grund einer erfahrungsreichen Biografie und einem bemerkenswerten Potenzial an Entfaltungsmöglichkeiten zum Therapeuten kommt und dass er von diesem als ein selbstverantwortlicher Dialogpartner gerade auch dann gesehen werden muss, wenn er bei ihm Hilfe sucht. Das ist für die Gestalttherapie nicht nur ein Gebot der Mitmenschlichkeit und ein Ausdruck des Respekts vor der Unauslotbarkeit der Subjektivität des anderen, sondern auch eine therapeutische Notwendigkeit. Denn als Therapeuten können wir letztlich nur Hilfe zur Selbsthilfe bieten, sind bestenfalls Katalysatoren von Wachstumsprozessen, die sich nach eigenen Gesetzen entwickeln, die außerhalb unserer Kontrolle sind.

Von einer *gestalttherapeutischen* Diagnostik muss also verlangt werden, dass sie nicht die Person des Patienten pathologisiert, sondern deren Einzigartigkeit respektiert und unterstützt sowie die Besonderheit jeder Therapeut-Patient-Diade mit in Rechnung stellt. Dass wir überhaupt Neurotisches klassifizieren können, liegt daran, dass wir uns alle im Neurotischen auf geradezu stumpfsinnige Weise ähneln, während wir jenseits des Neurotischen von ebenso unglaublicher Vielgestaltigkeit sind – so wie nicht zwei Gesichter auf der Welt sich genau gleichen und dennoch unsere Gesichtszüge eben dort Ähnlichkeiten zu denen anderer Menschen aufweisen, wo sie von Leid gezeichnet und von Charakterzügen verhärtet und darin auch typisierbar sind.

Staemmler (Therapeutische Beziehung und Diagnose, München 1993, 232) geht in zwei Punkten noch weiter: Die Diagnostik „darf nicht zur Aufstellung von Behandlungsplänen führen" und sie „muss die Unsicherheit des Therapeuten kultivieren". Langfristige Behandlungspläne sind in der Tat ausgeschlossen, wenn man sich daran hält, dass alle diagnostischen Einsichten nur Vor-Urteile sind, die ständig in Fluss gehalten werden müssen. In diesem Sinne ist Freuds Diktum richtig, nach welchem die Therapie die Diagnose ist. Das darf aber nicht bedeuten, dass man einfach nur „dem Prozess folgt", ohne eine Vorstellung davon zu haben, wie die zu beobachtenden Kontaktunterbrechungen des Patienten in sein Gewahrsein gehoben werden können, mit anderen Worten, in welche Richtung man als nächstes weiterarbeiten sollte.

Ich bin nicht sicher, ob eine „Kultivierung von Unsicherheit" das richtige Rezept für die erstrebte Ich-Du-Beziehung zwischen Therapeut und Patient ist. Abgesehen davon, dass ständige Unsicherheit des Therapeuten die Patienten ängstigt und sie dazu neigen werden, den Therapeuten – den sie dann für wenig belastbar halten – zu schonen, kann es eine auf Wahrhaftigkeit beruhende existentielle Begegnung zwischen Therapeut und Patient nur geben, wenn *beide* sich mit den Möglichkeiten und den Grenzen ihrer aufeinander bezogenen Rollen identifizieren. Dazu gehört auch, dass der Therapeut dann seine Ahnungslosigkeit oder Verwirrung offen legt, wenn sie da ist, und das ist auch ohne „Kultivierung von Unsicherheit" schon oft genug.

Psychotherapeutische Diagnosen sind nur ein Sonderfall unserer alltäglichen Typisierungsleistungen. Sie zeichnen sich dadurch aus, dass sie nicht-alltägliche Typisierungsschemata benutzen, die in der Regel nur Psychotherapeuten kennen, weil sie nur für deren Handeln, also Handeln in *therapeutischen* Situationen, eine Orientierung bieten.
Allerdings gibt es immer häufiger auch Ausdrücke der psychotherapeutischen Diagnostik, die in die Alltagstypisierungen übergegangen sind, wie das Wort *depressiv* z.B.. Die Therapeutensprache ist längst keine reine Insidersprache mehr und das verändert unter Umständen auch den therapeutischen Diskurs mit den Patienten. Auf jeden Fall müssen diagnostische Einsichten im Dialog zwischen Therapeut und Patient entwickelt („konstruiert") und durch Selbsterfahrung für den Patienten erlebbar werden, so wie unsere Selbstbilder auch sonst durch den Blick der anderen auf uns angeregt, kontrolliert und modifiziert werden müssen, wenn sie sich nicht in grandioser oder inferiorer Weise von der Wirklichkeit entfernen sollen. Anders gesagt: Die psychologische Realität – gestalttherapeutisch gesagt: das was wir im Organismus/Umwelt-Feld an der „Kontaktgrenze" jeweils erfahren – ist *immer* eine dialogisch konstruierte Realität. In der Therapie aber muss dieser Dialog auf der Sprachebene des Patienten stattfinden und nicht in der Begrifflichkeit der Diagnostik und Theorie der Psychotherapie. Diese muss vielmehr, soweit sie für den einzelnen Patienten relevant ist, auf möglichst kreative Weise vom Therapeuten übersetzt werden.

Was die Sache schwierig macht, ist aber nicht nur, dass an der Selbsterkenntnis in der Dialektik von Selbstbild und Fremdbild die anderen immer mitbeteiligt sind, sondern dass der Dialog nicht immer unter Gleichen stattfindet. In der therapeutischen Situation bleibt auch bei größtem Bemühen um Dialog und Begegnung eine Ungleichheit der Beziehung bestehen, die auf der größeren Definitionsmacht des Therapeuten beruht. Der Dialog zwischen Therapeut und Patient ist in Wirklichkeit immer ein vom Therapeuten angeleiteter und strukturierter Dialog. Dies zu leugnen, halte ich für eine idealistische Täuschung, die dem Patienten schadet *(vgl. H. P. Dreitzel: Therapeutische Definitionsmacht und dialogische Wirklichkeitskonstruktion; in: Gestalttherapie 6.1992, H. 2)*. Sie führt zu einer Konfluenz in der therapeutischen Beziehung, in der der Patient nun erst recht Gefahr läuft, zu introjizieren, was der Therapeut zum Dialog beiträgt. Wenn der

Therapeut einerseits deutlich werden lässt, dass auch er ein wirklicher Mensch mit reichlich Schwächen ist – ohne dass er seine Schwächen deshalb kultivieren muss – andererseits aber auch, dass er ein Kunsthandwerk ausübt, von dem er im Gegensatz zum Patienten etwas versteht, kann der Patient ihn auch im Hinblick auf die Effektivität seiner Arbeit kritisieren lernen. So gesehen ist der Therapieprozess auch ein Emanzipationsprozess der Patienten, an dessen Ende – aber eben nicht Anfang – eine symmetrische Beziehung steht. Dieser Emanzipationsprozess muss allerdings bewusst gefördert werden. Das heißt z.B., dass sich der Therapeut immer der Gefahr bewusst ist (auf die Staemmler sehr zu Recht aufmerksam macht), dass der Patient fast zwangsläufig dazu neigen wird, klinische Ausdrücke zu introjizieren, und an solchen Introjekten ein negatives Selbstbild festmachen wird.

1. anzuknüpfen an die Sprache, die dem Patienten vertraut ist, und dann von diesem ausgehend eine vorsichtiges Erweitern der begrifflichen Möglichkeiten, mit denen sich der Patient selbst verstehen kann;
2. ständig dafür Sorge zu tragen, dass der Patient seine Reaktionsbildungen und Beziehungsstrategien, seine Kontaktunterbrechungen und Schwierigkeiten mit der Kontaktgrenze durch Selbsterfahrungsexperimente auch sinnlich erleben und dadurch auf einer tieferen Ebene verstehen kann; und
3. dem Patienten einen Wachstumshorizont zu eröffnen, in dem er seine Entwicklungswege dann selbst bestimmen kann.

Abb. 5: Faktoren, die zur Emanzipation des Patienten beitragen
(© Dreitzel/Stelzer 2004)

Der wichtigste Faktor bleibt auch im psychotherapeutischen Kontext, dass alle Urteile und Einschätzungen immer im Fluss bleiben müssen, um nicht zu – womöglich sich selbst erfüllenden – Etikettierungen zu werden: Wenn man jemandem sagt, er sei ein Narzisst, dann wird er vielleicht am Ende der Therapie sagen: „Ich weiß um meine narzisstischen Anteile" und sich nicht ohne Selbstzufriedenheit mit ihnen abfinden. Aus der Sicht der Gestalttherapie geht es um einen fortlaufenden Prozess der gemeinsamen Konstruktion von Verständnissen, „Durchblicken", der nie zu Ende ist, weil die drei Quellen unserer Selbst- und Fremdbilder – Wahrnehmung, Erfahrung und Kommunikation – durch neue Lebensprozesse (und dazu gehört auch: mehr Therapie) immer neue Daten produzieren.

5. Was bedeutet Prozess-Diagnostik?

Der gesunde Mensch hat wenig Charakter – so lässt sich das Fazit der Überlegungen von Perls und Goodman zum Problem des Charakters formulieren.

„Selbsteroberung wird sozial geschätzt als ‚Charakter'. Ein Mann von Charakter gibt der ‚Schwäche' nicht nach (tatsächlich ist diese Schwäche der spontane Eros, der alle Schöpfung vollbringt) […] Die antisexuelle Gesellschaft, die ihre Moral auf dem Charakter aufbaut – vielleicht etwas mehr in den vorhergehenden Jahrhunderten als heute – führt alle Errungenschaften auf Unterdrückung und Selbstkontrolle zurück. Und bestimmte Aspekte der Zivilisation haben wir wahrscheinlich dem Charakter zu verdanken, nämlich die unendlich leere Fassade, die bloße Quantität, das imponierende Äußere; denn das sind die stets benötigten Beweise der Herrschaft über Mensch und Natur, sie sind Beweise der Potenz. Aber Anmut, Wärme, Kraft, Ausgewogenheit, Heiterkeit, Tragödie: Sie bleiben den Menschen mit Charakter unzugänglich." (PHG, Kap. IX, 7 [Übers. Dreitzel])

Starke Worte. Jedenfalls **sind aus gestalttherapeutischer Sicht feste Charakterzüge neurotisch. Sie sind die Summe der Reaktionsbildungen eines Menschen, die ihn bei der kreativen Anpassung an die immer neuen Situationen hemmen, die ihn also daran hindern zu lernen und dabei neue Kompetenzen zu entwickeln.**

Der Mensch mit einem festen, starken, womöglich unbeugsamen Charakter war ein Ideal des Bürgertums im 19. Jahrhundert, das sich (jedenfalls in Deutschland) auf diese Weise gegen den Druck des sozialen Wandels im aufbrechenden technologischen Zeitalter psychisch zu immunisieren und zu stabilisieren versuchte. Im 20. Jahrhundert ist dieses Ideal dann zum faschistischen Ideal des sich selbst bezwingenden, stahlharten und unberührbaren Mannes degeneriert oder zum bloß starrsinnigen Sturkopf mit festen Vorurteilen verkommen. Heute, wo uns das Tempo der technologischen Innovationen fast schon zur Normalität geworden ist, und wo neben die Arbeitssphäre die Konsumsphäre und die Medienwelt getreten sind, geht es nicht mehr um die Festigkeit von Charakterstrukturen, sondern um Flexibilität, das heißt die Fähigkeit, sich so kompetent wie möglich mit den ständig neuen Anforderungen *kreativ* auseinander zu setzen. Perls und Goodman haben das frühzeitig erkannt und ihre Persönlichkeitstheorie darauf abgestimmt. Tatsächlich ist das Bild, das der Gestalttherapie vorschwebt - die natürlich wie jede Therapie eine bestimmte Vorstellung vom psychisch gesunden Menschen hat - das eines Menschen ohne feste Eigenschaften und fixierte Charakterzüge, aber voller Kreativität und mit vielerlei Kompetenzen; oder, wie Robert Musil es in seinem Roman „Der Mann ohne Eigenschaften" formuliert hat, eines Menschen, der nicht nur über einen Realitätssinn verfügt, sondern auch über einen *Möglichkeitssinn*, der jenem die Balance hält.

Wenn nun ein „stabiler Charakter" neurotisch ist, dann kann man natürlich eine Typologie der neurotischen Charaktere entwickeln. Nur zeigt sich in der Begegnung mit konkreten, lebendigen Menschen, dass sie nie so ganz in diese oder jene Kategorie zu passen scheinen.

Das liegt erstens daran, dass auch der neurotischste Mensch sich nicht *immer* neurotisch verhält, und zweitens daran, **dass jeder Mensch zu ganz verschiedenartigen neurotischen Verhaltensweisen fähig ist, auch wenn viele Menschen eine ausgeprägte Neigung haben, immer wieder in ganz bestimmte neurotische Prozesse hineinzurutschen.** Die psychoanalytisch orientierte Klinische Psychologie reagiert auf diesen Umstand mit immer ausgefeilteren Beschreibungen von pathologischen Syndromen, die am Ende vor lauter Differenzierung nicht mehr gut zur Orientierung taugen. Man vergleiche nur die ebenso kluge wie verwirrende Literatur zum sogenannten Borderline-Syndrom. Es ist wie die Geschichte von der absolut richtigen Weltkarte, die Luis Borges erzählt: Bei dem Versuch, wirklich auch alle Details kartographisch zu erfassen, stellt sich heraus, dass die genaue Abbildung der Welt auf einer Landkarte einer Duplizierung der Welt entspräche.

Es geht also zum einen darum, neurotische *Prozesse* zu unterscheiden, statt neurotische Menschen oder Charaktere zu klassifizieren, und zum anderen darum, diese Unterscheidungen begrifflich so formal zu entwickeln, dass die Orientierungsfunktion für die unterschiedlichsten konkreten Fälle gewährleistet bleibt.

Aber was heißt überhaupt „neurotisch“? PHG definiert es so:

Neurotische Verhaltensweisen
sind schöpferische Anpassungen in einem Feld, in dem es Verdrängungen gibt. Sie erscheinen in der Therapie **als Widerstand.**

Abb. 6: Definition: Neurotische Verhaltensweisen (nach PHG 1979)

Jedes neurotische Verhalten war einmal ein kreativer Akt, eine Reaktion auf schwierige Umstände, die dem Kind oder dem Erwachsenen das psychische und manchmal auch das physische Überleben ermöglicht hat. Das Problem ist nur, dass sich die Situation verändert hat, die Anforderungen sind nun andere geworden, und doch reagieren wir noch immer – und ohne es zu ahnen – mit den alten, nunmehr unwirksamen und hinderlichen Strategien. Das liegt daran, dass wir die ursprüngliche *Funktion* unserer schöpferischen Anpassungen, d.h. der Strategien, mit denen wir psychisch überlebt haben und mit den gegebenen Verhältnissen fertig geworden sind, vergessen bzw. verdrängt haben.

Es gibt einen traditionellen starken und einen modernen schwächeren Begriff von Verdrängung:

Traditionell: (S.Freud, orthodoxe Psychoanalyse):

Ein unangenehmes oder traumatisches Erlebnis wird automatisch ins Unbewusste verschoben und bleibt allen normalen Erinnerungsanstrengungen unzugänglich. Allein durch spezielle therapeutische Methoden wie z.B. Hypnose kann es wieder ins Bewusstsein zurückgeholt werden. Andererseits wird es im Unbewussten auch nie vergessen

Modern: (Perls / Goodman und die neuere Forschung):

Die Erinnerung an unangenehme Erlebnisse wird aktiv vermieden. Verdrängung ist eine Kombination aus absichtsvoller Unterdrückung und Vermeidung der Erinnerung und einfachem Vergessen sowie der spontanen Beschäftigung mit aktuelleren Lebensproblemen.

Zwei Verdrängungsmechanismen also:
- die Inanspruchnahme durch aktuellere Probleme und
- die aktive Vermeidung der Erinnerung an die tödliche Bedrohung.

Abb. 7: Was heißt Verdrängung? (© Dreitzel/Stelzer 2004)

Bei genauerem Hinsehen zeigt sich, dass es nicht die Inhalte, also unsere frustrierten Bedürfnisse und Sehnsüchte, sind, die verdrängt werden, sondern verdrängt wird, wie wir mit unseren Frustrationen und Ängsten umgegangen sind, also unsere Überlebensstrategien. Und dieses Verdrängen ist nicht ein passives Geschehen, sondern ein aktives, gegenwärtiges Unterdrücken. So heißt die Leitfrage in der Therapie hier nicht: „*Was* hat der Patient verdrängt?", sondern: „*Wie* unterdrückt der Patient hier und jetzt sein Wissen, wozu dieses Verhalten einmal gedient hat?" Aus der Antwort auf diese Frage wird ersichtlich, wie wir immer aufs Neue in neurotische Prozesse geraten. Noch einmal:

Ein neurotischer Prozess

ist die Art und Weise, wie wir in der jeweiligen Gegenwart unseren Austauschprozess mit der Umwelt auf Grund von Verdrängungen schwächen oder unterbrechen und damit die Entfaltung unseres kreativen Potentials verhindern. Diese Schwächung erfolgt durch die schrittweise Untererdrückung einzelner Ich-Leistungen; sie ist ein zeitlich strukturierter Vorgang.

Abb. 8: Neurotischer Prozess – allgemeine Bestimmung
(© Dreitzel/Stelzer 2004)

Eine diagnostische Landkarte sollte angeben, welche Wege in neurotische Sümpfe führen, und wie man aus ihnen wieder herausfindet. Man kann sich selbst auf verschiedene Art und Weise im Weg stehen, und diese Weisen lassen sich klassifizieren. Eine solche Klassifikation sollte so allgemein und abstrakt sein, dass sie eine gute Orientierungsfunktion besitzt, und so spezifisch und konkret, dass sie nicht völlig von der Realität abhebt. Das Bild einer Landkarte eignet sich gut zur Illustration, was damit gemeint ist. Eine Landkarte ist eine starke Abstraktion, d.h., sie sieht ab von den meisten konkreten Gegebenheiten der Realität, in der sie orientieren soll. Sie verzeichnet nur das, worauf es dem Kartenleser ankommt: z.B. die Höhenlinien, wenn man wandern möchte, oder die Beschaffenheit von Straßen, wenn man Auto fahren will.
Diese für die Orientierung relevanten Gegebenheiten der Wirklichkeit werden dann durch Symbole dargestellt, z.B. Dreiecke für Tannenwald oder rote Doppellinien für Autobahnen. Obwohl es Konventionen für diese Symbole gibt, sind sie doch auf jeder Karte ein wenig anders und deshalb gibt es die sogenannte Legende, d.h. die Erklärung der für eine bestimmte Landkarte verwendeten Symbole, damit der Benutzer die Sprache der Karte versteht.

Die *diagnostische Landkarte*, die wir für eine effektive Therapie brauchen, muss also möglichst formal und relativ grob strukturiert sein. Möglichst formal soll diese Landkarte sein, damit sie sich auch in der unreduzierbaren Vielfalt individueller Biografien bewährt; relativ grob darf sie sein, weil es nur um Wegweiser geht und gehen soll, die den individuellen therapeutischen Stil und die je einzigartige therapeutische Begegnung nicht einengen dürfen – viele, aber nicht alle Wege führen nach Rom. Die Begrifflichkeit der gestalttherapeutischen Diagnostik sollte einerseits natürlich der gestalttherapeutischen Theorie entsprechen, aber andererseits eine gewisse Anschlussfähigkeit an die herrschende klinische Diagnostik besitzen, damit man sich mit Therapeuten anderer Schulen verständigen und aus der vorhandenen klinischen Literatur Nutzen ziehen kann. Eine solche diagnostische Landkarte wird im Folgenden entworfen. Ihr Gebrauch setzt allerdings ein *gestalttherapeutisches* Vorgehen in der Therapie voraus, also eine am jeweiligen Kontaktprozess des Patienten interessierte dialogische Begegnung zwischen Therapeut und Patient.

6. Die Kontaktgrenze ist der Ort der Gestaltbildung

Was immer wir erleben und erfahren findet an der Kontaktgrenze statt.

Die Kontaktgrenze

ist die Nahtstelle zwischen dem leib-seelischen Organismus eines Menschen und seiner jeweiligen Umwelt. An dieser Nahtstelle findet der Austausch von Energie, Materie und Information zwischen Individuum und Umwelt statt, und an ihr erleben und erfahren wir „Welt". Sie ist ein psychologischer, kein physikalischer Ort.

Abb. 9: Definition: Kontaktgrenze
(© Dreitzel/Stelzer 2004)

Das Geschehen an der Kontaktgrenze ist also nicht einseitig, sondern immer eine Interaktion zwischen der Person und bestimmten Elementen der Umwelt, sodass das Organismus/Umwelt-Feld (wie es bei PHG heißt) auch von der anderen Seite her betrachtet werden kann: Für andere Menschen sind wir ein Element ihres Umfeldes und für die sozialen Systeme sind Menschen insgesamt Umweltfaktoren.

Für die Zwecke der **Diagnostik** aber beschränken wir uns normalerweise auf die Perspektive des Patienten, d.h., wir betrachten die Kontaktgrenze aus dem Blickwinkel seines Erlebens. Nur gelegentlich, wenn es z.B. um die Frage geht, was der Therapeut erlebt und wie er sich einbringen kann und soll (oder nicht soll), geht es auch um die Kontaktgrenze aus der Perspektive des Therapeuten.

Aus dem Begriff Organismus/Umwelt-Feld darf man aber nicht schließen, dass die Umwelt uns immer äußerlich wäre. Mit dem Begriff „Organismus" ist hier das Subjekt von Erfahrung und Erleben gemeint. Und für dieses Subjekt kann zumindest teilweise der Körper und sogar der Verstand selbst zur Umwelt werden. Es gibt liebevolle (Masturbation) und aggressive (Selbstverstümmelung) Kontakte zum eigenen Körper, und es gibt die Möglichkeit, sich in der Meditation von den eigenen Gedanken zu distanzieren und zu ihnen in einen nicht-konfluenten Kontakt zu treten. Überdies beginnen viele Kontaktprozesse mit körperlichen oder emotionalen Bedürfnissen, was bedeutet, dass die Kontaktgrenze zu Beginn des Kontaktprozesses innerhalb des Körpers liegt. Und manchmal, wie bei körperlichen Schmerzen, bleibt sie auch dort. Die Kontaktgrenze hat zwei formale Eigenschaften oder Qualitäten (s. Abb. 10)

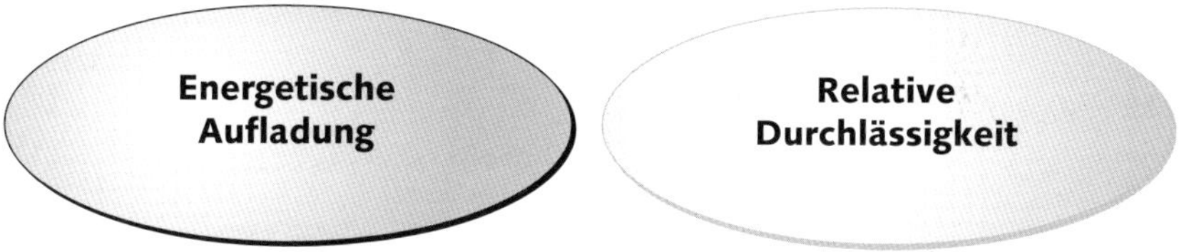

Abb. 10: Die formalen Eigenschaften der Kontaktgrenze
(© Dreitzel/Stelzer 2004)

Diese Qualitäten sind dynamisch zu verstehen: Sie ändern sich während eines Kontaktprozesses wie von allein, es sei denn sie wären gestört. Aufgrund unserer Bedürfnisse oder Interessen organisiert sich das Organismus/Umwelt-Feld (der Grund) an der Kontaktgrenze so, dass die relevanten Gegebenheiten des Organismus (Kompetenzen, Kapazitäten, Identifikationen) und der Umwelt (Befriedigung Versprechendes und Befriedigung Behinderndes) zu einer ganzheitlichen Erfahrung (die Figur oder Gestalt) werden. In diesem Gestaltbildungsprozess erfährt die Kontaktgrenze
bis zu einem bestimmten Punkt eine energetische Aufladung und danach 1
wieder eine etwas rascher erfolgende energetische Entladung. Der leibseelische Organismus der Person mobilisiert, angetrieben von seinem Bedürf-

nis, seine energetischen Ressourcen, bis das Bedürfnis gesättigt ist und der Organismus sich langsam wieder in den Grund zurückfallen lässt. Wenn die aufsteigende, als Erregung gespürte Energie aber aus (unbewusst aus der Verdrängung gespeister) Angst unterdrückt wird, können die Ressourcen, die für das Entdecken und Aneignen des Neuen in der Umwelt und damit zur Bedürfnisbefriedigung notwendig sind, nicht voll mobilisiert werden, sodass die Gestalt an der Kontaktgrenze schwach und die Befriedigung unzureichend bleibt.

Die zweite Eigenschaft der Kontaktgrenze neben ihrer energetischen Aufladung ist ihre relative Durchlässigkeit. Die Kontaktgrenze kann so beschaffen sein, dass Organismus und Umwelt sich in ihr durchdringen, sodass wir uns nicht klar von der Umwelt abgegrenzt erleben. Zum Beispiel wenn wir uns in eine Bettdecke oder an einen Menschen anschmiegen, haben wir den Eindruck, dass unsere körperlichen Grenzen verfließen; Abgrenzung ist kein Thema. Umgekehrt kann die Kontaktgrenze sehr undurchlässig werden. Am stärksten erleben wir solche Abgrenzung bei Arbeitssituationen, wenn wir uns in der Bearbeitung einer widerständigen Materie abmühen (z.B. Holz hacken), und in sozialen Situationen, wenn wir unseren Standpunkt behaupten und den anderen in seine Grenzen weisen (z.B. beim Streit).
Aber auch diese Qualität der Kontaktgrenze ist dynamisch zu verstehen, d.h. sie verändert sich im Gang eines normalen, ungestörten Kontaktprozesses mehrfach. Zunächst wird sie immer undurchlässiger, je stärker wir auf die Umwelt zugehen und dort suchen und uns holen, was wir brauchen. Im Moment der Aneignung und Einverleibung aber muss sie durchlässig werden, um das Neue aufnehmen zu können. Dabei ist dieses Nehmen aber immer auch ein Geben, denn der Organismus muss sich dem Neuen auch aufschließen und ergeben, um zu einer sättigenden oder kreativen Erfahrung zu gelangen. Erst wenn die Sättigung des Bedürfnisses abgeschlossen ist oder die Begegnung sich erfüllt hat, treten Organismus und Umwelt wieder auseinander. Nicht dass sie den Kontakt verlieren würden, noch nicht, aber die Kontaktgrenze verdichtet sich wieder, wenn auch mit weniger Energie geladen als zuvor.

Auch in diesen Prozess können wir aus guten wie aus neurotischen Gründen hindernd eingreifen. Zum Beispiel könnte es sein, dass wir aus einer realistischen Einschätzung der Lage oder aus moralischen Gründen oder aus neurotischen Ängsten einen Konflikt vermeiden möchten. Hier interessiert uns nur der letztere Fall: Dann würden wir zu Vermeidungsstrategien greifen, die wir vermutlich schon früh gelernt haben, und deren ursprünglicher Sinn uns nicht mehr zugänglich ist, mit der Folge, dass wir

nicht bekommen, was wir brauchen oder uns wünschen. Der Kontakt würde entweder gar nicht zustande kommen oder die Kontaktgrenze würde relativ durchlässig bleiben. Es könnte aber auch sein, dass wir uns genau in dem Moment, wo Befriedigung möglich wird, aus Angst vor Kontrollverlust zurückhalten und zurücknehmen. In diesem Fall haben wir den Kontakt nicht vermieden und doch ist er unbefriedigend geblieben.
Die Kontaktgrenze, dieses Berührungsfeld zwischen Organismus und Umwelt, befindet sich also in einem ständigen Wandel von Energie und relativer Durchlässigkeit. Auch die Kontaktgrenze muss als ein Prozess verstanden werden.

7. Das Phasenmodell des Kontaktprozesses ①

Wir befinden uns also unablässig in einem Austausch mit unserer Umwelt, durch den sowohl wir selbst als auch unsere Umwelt verändert wird. Alles, was wir zum körperlichen, geistigen und seelischen Leben und Überleben brauchen, ist außerhalb von uns; wir müssen es aufsuchen, uns zugänglich machen und uns einverleiben, im wörtlichen wie im übertragenen Sinne. Der elementarste Austauschprozess ist der Atem, der deshalb auch in der Gestalttherapie einen wichtigen Raum einnimmt: Wir atmen Luft ein und holen uns aus ihr den Sauerstoff, den unser Körper benötigt, und atmen die Bestandteile der Luft, die wir nicht brauchen, wieder aus. Auf dieser Ebene lässt sich der Austauschprozess als Gleichgewichtssystem beschreiben. Solange sich der Körper mit der Menge an Sauerstoff versorgen kann, die er je nach aktueller Anforderung an ihn braucht, ist er im Gleichgewicht mit seiner Umgebung. Bei der Nahrungszufuhr ist es schon ein bisschen komplizierter. Auch hier geht es um die Aufrechterhaltung beziehungsweise Wiederherstellung eines Gleichgewichtszustandes. Aber um uns zu ernähren, müssen wir die Natur bearbeiten, umgestalten, verändern, und umgekehrt verändern Art und Menge der Nahrung, die wir zu uns nehmen, auch uns selbst. Erst recht gilt das für alles, was wir geistig und seelisch aufnehmen.

Das Gleichgewichtsmodell taugt allenfalls zur Beschreibung unserer elementarsten Austauschprozesse. Besser ist es, sich an einem kybernetischen Modell zu orientieren: Der Austausch von Energie, Materie und Informationen verändert immerzu das System des leib-seelischen Organismus, das der Mensch ist, und verändert immerzu die Umwelt, in der er jeweils lebt. Beide sind aufeinander verwiesen, beide verändern sich miteinander, beide wachsen und vergehen miteinander. Die Energie, die Materie und die Informationen, die aufgenommen und abgegeben werden, bleiben in diesem Prozess nicht identisch, sondern verändern ihre Gestalt und oft auch ihre Substanz und führen in der Umwelt wie im menschlichen Organismus zu Wachstum oder Schrumpfung, Bereicherung oder Verkümmerung einzelner Elemente und schließlich des Ganzen.

Es ist deshalb etwas irreführend, diesen Austauschprozess als einen zirkulären Vorgang zu beschreiben, als ein Kontakt-Zirkel, in dem die Wogen immer wieder zu ihrem Ausgangspunkt in einen Zustand des Gleichgewichts zurückkehren. Wir wählen hier ein lineares Modell, um den *Fluss* anzudeuten, in dem die Kontaktgrenze sich unablässig befindet. Gewiss steigt die Energie, die der Organismus erlebt, bei jedem Kontaktprozess neu an und schwillt nach Erreichen seines Ziels wieder ab – aber nur, um gleich im nächsten Kontaktprozess wieder anzusteigen: Der Fluss bewegt sich unablässig weiter und niemals ist es der gleiche Fluss, in den wir zu einem neuen Kontaktprozess steigen. Denn inzwischen ist er angereichert mit neuen Erfahrungen und Kompetenzen, kurz: Er hat *gelernt*. Selbst die rein zyklischen Prozesse des Körpers lassen den Körper nie in genau demselben Zustand zurück, in dem sie ihn vorfanden: Allmählich – und für den erlebten Augenblick meist unsichtbar – wächst er, verändert er sich, altert und stirbt ab.

Die gestalttherapeutische Vorstellung vom Kontaktprozess ist natürlich ein Modell, das von vielen Elementen der Wirklichkeit abstrahiert, sie also unberücksichtigt lässt. Das heißt aber nicht, dass es ein platonisches Ideal ist, das in der Wirklichkeit nicht vorkommt. Vielmehr sind die im Folgenden geschilderten Momente des Kontaktprozesses alle real. Nur enthält der Kontaktprozess außerdem stets noch andere Elemente, die aber für die therapeutisch-diagnostische Betrachtung unwesentlich sind.

Auf der Basis der Arbeiten von Perls/Hefferline/Goodman habe ich an anderer Stelle in diesem Modell vier Phasen unterschieden und ausführlich beschrieben. Darauf sei hier ausdrücklich verwiesen *(Reflexive Sinnlichkeit, Köln 1992, Kap. II: Der sättigende Prozess)*. So braucht das Modell an dieser Stelle nur noch einmal in systematischer Zusammenfassung in Erinnerung gebracht zu werden.

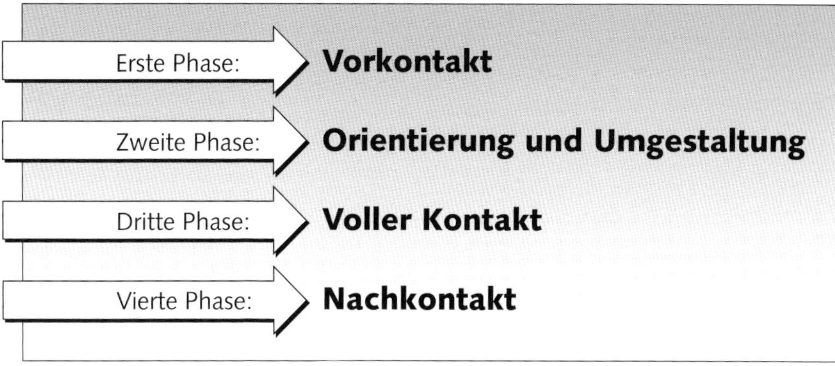

Abb. 11: Die vier Phasen des Kontaktprozesses
(© Dreitzel/Stelzer 2004)

Natürlich gehen diese Phasen in wirklichen Kontaktprozessen ineinander über und überschneiden sich auch, sodass jede Grenzziehung zwischen den Phasen etwas willkürlich ist; sie dient allein dem Zweck einer besseren Orientierung. Im Vorkontakt wird der Organismus durch einen Stimulus und/oder durch ein Bedürfnis erregt. Ein hungriger Mensch sieht und riecht die Würstchenbuden oder/und beim Duft der Würstchenbuden kommt ihm der Appetit. Damit ist der Kontaktprozess in Gang gesetzt: Energie wird frei gesetzt und die Kontaktgrenze beginnt sich zu verfestigen.

In der zweiten Phase werden die senso-motorischen Funktionen mobilisiert, d.h. wir orientieren uns in der Umwelt und ordnen und gestalten sie so, dass die Figur unseres Interesses in den Vordergrund rückt. Dieser Vorgang beansprucht unsere Sinne ebenso wie unseren Verstand und fordert die aggressiven Funktionen der Initiative, der Bearbeitung, der Analyse sowie des Aussortierens, Beseitigens und der Abgrenzung. Hier kommen unsere Erfahrungen und Fähigkeiten voll zum Einsatz, der Energiepegel steigt weiter an und die Kontaktgrenze wird immer undurchlässiger: Hier bin **ich** mit meinen Kompetenzen, dort ist das Andere, Fremde, Neue, das Anziehende und das Störende. Im Vollen Kontakt wird dann aus der Begegnung und Auseinandersetzung mit dem Neuen eine Berührung und Verschmelzung: Das Ziel ist erreicht, alle absichtsvollen Ich-Funktionen können und müssen nun fallen gelassen werden, es geht nun nur noch um Loslassen, Sich-Einlassen, Sich-Hingeben, Sich-Öffnen. Die Energie bleibt dabei auf einem hohen Niveau, das als Lust oder Schmerz erlebt wird; man ist ganz und gar „bei der Sache“, während zugleich die Kontaktgrenze überraschend durchlässig wird, um das Neue aufnehmen zu können. Dabei stellt sich allmählich so etwas wie Sättigung, Erfüllt-Sein, Befriedigung ein; der Moment ist ausgekostet, die Gelegenheit wahrgenommen, das Interesse befriedigt, und eine sanfte Ermüdung macht sich Platz. Nun beginnt der Nachkontakt: Noch ist die Begegnung nicht beendet, aber die Energie sinkt ab und der Abstand zwischen mir und der Umwelt rückt wieder ins Gewahrsein, die Kontaktgrenze wird wieder undurchlässiger.

Der reale Fluss des Lebens ist allerdings meistens viel komplexer. Nur zur besseren Verdeutlichung beschreibt das Modell einen einzigen, nicht unterbrochenen Kontaktprozess, so wie er uns als Praxis der Meditation vom Zen empfohlen wird: Wenn du isst, dann iss; wenn du liebst, dann liebe; wenn du das Holz hackst, dann hacke das Holz – tue, was immer du tust, ohne Ablenkung und mit ganzem Einsatz. Gewöhnlich aber ist es anders, und nicht nur, weil unsere meditative Konzentration nicht ausreicht. Kontaktprozesse werden oft unterbrochen oder auch abgebrochen, und sind wie russische Puppen ineinander verschachtelt. Zum Beispiel unterbreche ich das Schreiben dieses Textes immer wieder, um anderen Beschäftigungen nachzugehen, entweder weil diese keinen Aufschub dulden, oder weil ich ermüdet bin, oder auch, weil ich wider Willen z.B. durch einen Telefonanruf unterbrochen werde. Jede einzelne Schreibphase lässt sich als ein neuer Kontaktprozess beschreiben, aber auch die Abfassung des ganzen Manuskripts kann mit Gewinn an Erkenntnis als ein übergreifender, vierphasiger Kontaktprozess betrachtet werden.

Die Ich-Funktionen des Selbst

sind die Fähigkeiten, mit denen der Organismus sich Teile der Umwelt zu eigen macht, um überleben und wachsen zu können.

Abb. 12: Definition: die Ich-Funktionen des Selbst
(© Dreitzel/Stelzer 2004)

Ein Vorteil dieses Modells ist es, dass wir nun die einzelnen Ich-Funktionen, die den leib-seelischen Organismus instand setzen, seinen jeweiligen Mangel durch die Aufnahme von Neuem aus der Umwelt auszugleichen, den Kontaktphasen zuordnen können. Damit wird ihr Standort im zeitlichen Ablauf des Kontaktprozesses bestimmt und zugleich ihr jeweiliges Verhältnis zu den Qualitäten der Kontaktgrenze deutlich.

1. Phase	2. Phase	3. Phase	4. Phase
Vorkontakt	**Orientierung Umgestaltung**	**Voller Kontakt**	**Nachkontakt**
1. Brauchen 2. Wünschen 3. Wollen	Wahrnehmen Zugreifen Zerlegen Beseitigen	Sich-Hingeben Genießen Sättigung spüren	1. Einsinken lassen 2. Nachspüren 3. Bewerten und sich identifizieren

Abb. 13: Die Verteilung der Ich-Funktionen im Kontaktprozess
(© Dreitzel/Stelzer 2004)

Die Ordnungszahlen 1. bis 3. bei den Ich-Funktionen des Vor- und Nachkontakts sollen darauf hinweisen, dass es sich hier um eine zeitliche Reihenfolge handelt, die nicht ohne Schaden verändert werden kann.
In der 2. und der 3. Phase dagegen greifen die verschiedenen Ich-Funktionen ineinander oder überlagern sich, je nachdem, welche Umstände der Organismus in der jeweiligen Umweltsituation vorfindet.

Auch die Gefühle oder Affekte, die während des Kontaktsprozesses spontan auftauchen können und die wir hier Kontaktgefühle nennen, sind Funktionen des Selbst. Während die oben genannten Ich-Funktionen aber in jedem Kontaktprozess in irgendeiner Form ihre Rolle spielen, tauchen die Kontaktgefühle nur dann auf, wenn im Kontaktprozess Überraschendes und Unvorhergesehenes erfolgt (zu den Gefühlen ausführlich: *Dreitzel: Reflexive Sinnlichkeit, Köln 1992, Kap. II).*

Kontaktgefühle
sind spontane Lagebeurteilungen des Organismus in einem Feld, das Überraschungen oder besonders intensive Erfahrungen hervorbringt. Sie äußern sich durch bestimmte körperliche Symptome wie rasches Atmen, Herzklopfen, Schwitzen, Kribbeln, Erröten oder Erbleichen, die durch rasche Hormonausschüttungen verursacht werden. Im Vergleich zum Verstand ist die Urteilsfähigkeit der Kontaktgefühle schwächer, aber ihre Motivationskraft stärker.

Abb. 14: Definition: Kontaktgefühle (© Dreitzel/Stelzer 2004)

Wie die anderen Ich-Funktionen lassen sich auch die Kontaktgefühle den einzelnen Kontaktphasen zuordnen. Der diagnostische Wert einer solchen Systematisierung liegt darin, dass nun aus der Schwäche bzw. dem Fehlen von emotionalen Reaktionen, oder umgekehrt aus ihrer Unangemessenheit in diesem Moment oder in dieser Intensität, ersichtlich wird, um was für eine Kontaktunterbrechung, bzw. um welchen neurotischen Kontaktprozess es geht.

Vorkontakt	**Orientierung Umgestaltung**	**Voller Kontakt**	**Nachkontakt**
Neugier Furcht Ekel Sehnsucht	Sex. Erregung Ärger > Zerstörungswut Ärger > Beseitigungswut	Liebe Trauer Freude	Stolz Dankbarkeit Schuldgefühl Verzweiflung

Abb. 15: Die Verteilung der Gefühle im Kontaktprozess
(© Dreitzel/Stelzer 2004)

Auch die Kontaktgefühle folgen also dem Kontaktprozess insgesamt und sind zugleich selbst Prozesse, die sich, wenn sie nicht unterdrückt werden, bis zu einem Sättigungsgrad steigern und dann wieder nachlassen und verschwinden, wobei ihre Intensität von den Gegebenheiten des Organismus/Umwelt-Feldes abhängt.

8. Das Selbst und seine Funktionen

Nun war bereits mehrfach die Rede von den Ich-Funktionen des Selbst, sodass es Zeit wird, diese Begriffe zu klären. In der Gestalttherapie ist das Selbst keine psychische Instanz, sondern die Kontaktgrenze in Bewegung.

Abb. 16:
Definition: das Selbst
(©Dreitzel/Stelzer 2004)

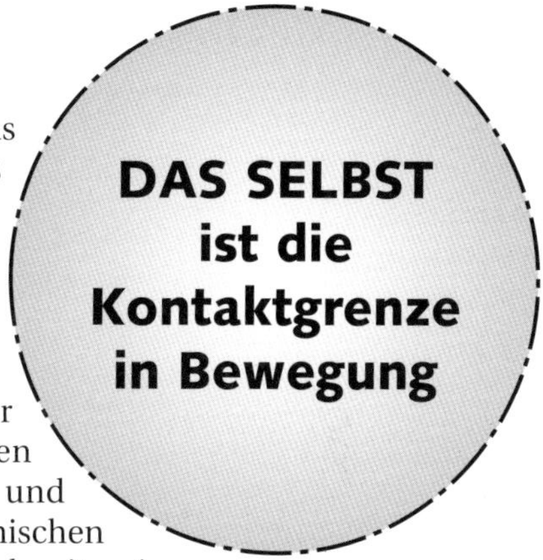

Der Begriff bezeichnet also einfach das Insgesamt dessen, wie wir uns jeweils in und mit der Welt erleben und erfahren. Diese dynamische Auffassung vom Selbst ist ein wesentlicher Punkt, in dem die Gestalttherapie sich von anderen psychotherapeutischen Schulen unterscheidet. Es war ein radikaler Schritt zu einem neuen Verständnis vom Menschen, als Perls und Goodman Freuds Lehre von den psychischen Instanzen (Es, Ich, Über-Ich) und damit sein allein auf das isolierte Individuum bezogene Menschenbild aufgaben und versuchten, das Funktionieren der menschlichen Psyche vom Austausch und der Begegnung mit der Umwelt her zu begreifen. Es leuchtet ja auch unmittelbar ein, dass wir uns *immer im Kontakt mit etwas* erfahren. Ein Arzt oder ein Soziologe wird das anders sehen, aber aus psychotherapeutischer Sicht sind selbst unsere körperlichen Gegebenheiten und unsere sozialen Rollen Funktionen des Selbst, denn in der Psychotherapie geht es um die Realitäten und Möglichkeiten unserer *subjektiven Erfahrung.*

Wenn diese Funktionen gestört sind, leidet unser Selbstwertgefühl, und wir werden entweder zu ständigen Selbstentwertungen oder zu häufigen Selbstüberschätzungen neigen. Wenn diese Funktionen aber voll entfaltet sind, fühlen wir uns angemessen sicher und unser Selbstwert ist kein Thema. Perls und Goodman, deren Hintergrund die Psychoanalyse war, benutzen neben dem dynamischen Selbstbegriff etwas verwirrend auch noch die Begriffe „Ich", „Es" und „Persönlichkeit".

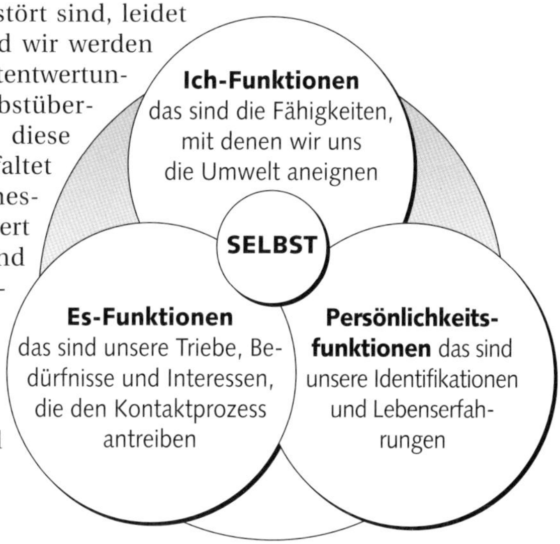

Abb. 17: Die drei Funktionen des Selbst (© Dreitzel/Stelzer 2004)

Nur das „Über-Ich" wurde von ihnen bereits aufgegeben zugunsten von „Moral" als einer *Persönlichkeitsfunktion* des Selbst, also als etwas, das sich aus dem Kontakt ergibt, statt ein vorgegebenes Introjekt zu sein. Erst Isadore From hat aus den Überlegungen von Perls und Goodman die Konsequenz gezogen und hier vollständig Klarheit geschaffen (s. dazu *B. Müller: Isadore From's contribution to gestalt therapy; in: The Gestalt Journal, Spring 1996, 62ff.)*. Danach hat das Selbst drei Funktionen: die Ich-Funktionen, die Es-Funktionen und die Persönlichkeitsfunktionen. Sie bezeichnen, womit sich der leib-seelische Organismus im Kontaktprozess identifizieren muss, nämlich mit dem, was er braucht (Es-Funktionen), mit dem, was er *tut* bzw. *nich*t tut (Ich-Funktionen), und mit dem, was er ist *(Persönlichkeitsfunktionen)*. Auf diese Begrifflichkeit beziehe ich mich hier, denn sie entspricht dem Sinn der Theorie von Perls und Goodman. Es ist durchaus möglich, dass den Autoren der „Gestalt therapy" von 1951 die theoretischen Konsequenzen ihrer radikalen Auffassung vom dynamischen Selbst gar nicht vollständig bewusst geworden sind, denn sie widerspricht den Denkgewohnheiten des immer noch von der Identitätsphilosophie geprägten westlichen Denkens. Und so nimmt es nicht wunder, dass es unter führenden Gestalttherapeuten auch revisionistische Positionen gibt, die diesen für Perls und Goodman zentralen Begriff eines dynamisch konzipierten Selbst wieder aufgegeben haben. Am bekanntesten ist hier wahrscheinlich der Aufsatz von *Erving Polster: Das Selbst in Aktion (in: E. u. M. Polster: Das Herz der Gestalttherapie. Beiträge aus vier Jahrzehnten, Wuppertal 2002)*, in dem von verschiedenen *„Selbsten"* (wie in der Psychoanalyse von verschiedenen *Anteilen*) die Rede ist, die es zu integrieren gilt. Das ist der konventionellen Sicht der Dinge im westlichen Denken näher. Die Schwierigkeit bei dieser Konzeption ist aber, dass sie wieder auf eine an Persönlichkeitstypen orientierten Diagnostik mit ihrer Etikettierungsproblematik verweist, auch wenn das in der Praxis der Arbeit eines Gestalttherapie-Künstlers wie Erving Polster mit seiner so wichtigen Betonung des Erzählens als einer Ich-Funktion keine Gefahr ist (vgl. *E. Polster: Jedes Menschen Leben ist einen Roman wert, Köln 1987)*.

Wenn aber das Selbst ständig in Bewegung ist und mal stärker, mal schwächer, im Grenzfall auch mal gar nicht erlebt wird, wie kommt es dann, dass wir uns in der Regel mit uns selbst identisch fühlen? Und auf welcher Basis können wir bei einem so wandelbaren Selbst noch dauerhafte Beziehungen und Verpflichtungen eingehen? Das sind zweifellos Fragen von Gewicht. Zu ihrer Beantwortung muss zunächst erneut daran erinnert werden, dass dieses Modell sich ausschließlich auf die Arbeit des Psychotherapeuten bezieht. In dieser Arbeit aber, zumindest in ihrer gestalttherapeutischen Version, lauten die Fragen nicht: *„Wer bist du und wie bist du so geworden, wie du bist?*, sondern: *„Was möchtest du mir von dir erzählen? Wo-*

zu und zu wem bekennst du dich? Wie lebst du deine Beziehungen? Wofür setzt du dich wirklich ein? Mit welchen Fähigkeiten und mit welchen Behinderungen deines Körpers identifizierst du dich im Kontakt mit mir?" Denn das sind die Fragen nach der lebendigen, verantworteten Wirklichkeit und der wirklichen Ver-Antwortung des Menschen, um die es in der *Psychotherapie* geht. Im Übrigen ist die doppelte Basis unseres Identitätsgefühls das Wieder-erkannt-Werden und zur Verantwortung-gezogen-Werden durch die anderen und die Intimität der Binnen-Erfahrung von Körper und Erinnerung, zu der auch das Wissen um das Nicht-aus-sich-heraus-Können gehört. Darüber hinaus *erzählen* wir uns selbst und anderen unsere Biografie immer wieder neu, je nachdem, zu wem wir Kontakt haben und welche Bedürfnisse uns in diesem Kontakt treiben.

Das Selbst hat nun neben den Ich-Funktionen, von denen schon die Rede war, noch andere Funktionen, von denen die Es-Funktionen und die Persönlichkeitsfunktionen für die Psychotherapie von besonderem Interesse sind. Während die Es-Funktionen den Antrieb der Kontaktprozesse bezeichnen, nämlich unsere Triebe, Bedürfnisse und Interessen, geht es bei den Persönlichkeitsfunktionen darum, womit wir uns als Person identifizieren. Diese Identifikationen sind das Ergebnis unserer Kontaktprozesse und zugleich der Grund, auf dem jede neue Figurbildung stattfindet. Sie haben somit einen ganz anderen zeitlichen Horizont als die Kontaktprozesse, die sie überdauern und tragen. Ihre Tragfähigkeit muss sich aber immer wieder neu bewähren: Sogar mit unserem Körper müssen wir uns je nach den Anforderungen konkreter Kontaktprozesse immer von Neuem identifizieren als alt oder jung, kräftig oder schwach, krank oder gesund, schwer oder nur leicht behindert, männlich oder weiblich. Wie wichtig diese in jedem entsprechenden Kontaktprozess wieder neu geforderten Identifikationsleistungen sind, zeigt sich, wenn sie misslingen, z.B. wenn wir unsere Behinderungen verleugnen oder in unserer Geschlechtsrolle verunsichert sind.

In der therapeutischen Arbeit geht es immer nur um **die Wiederbelebung der Ich-Funktionen.**

Die Rede von Es-Funktionen und Persönlichkeitsfunktionen des Selbst dient allein der diagnostischen Orientierung. Auch sie sind das Ergebnis von Ich-Funktionen, denn wir haben nicht nur Bedürfnisse, wir müssen sie auch spüren, und wir haben nicht nur einen Körper, sondern wir müssen ihn auch pflegen und einsetzen. Wenn wir unsere Bedürfnisse nicht mehr spüren, sind sie (als Es-Funktionen) deshalb nicht verschwunden – nur können sie dann nicht befriedigt werden, und der Organismus wird dauerhaften Mangel erleiden. Wenn wir unserem Körper (als Persönlichkeitsfunktion) keine Beachtung schenken, ist er deshalb nicht weniger wirksam – nur bezahlen wir diese Missachtung mit einem Mangel an Lebensfreude und gegebenenfalls mit Krankheit. Die Ich-Funktionen des Spürens, Beachtung-Schenkens, Pflegens und insgesamt des Sich-auseinander-Setzens mit den existentiellen Gegebenheiten des Lebens halten also die Es- und die Persönlichkeitsfunktionen aufrecht. Finden wir in der Therapie diese Funktionen gestört, dann verweist das auf eine Schwäche der genannten Ich-Funktionen und es geht um die Arbeit an ihrer Wiederbelebung.

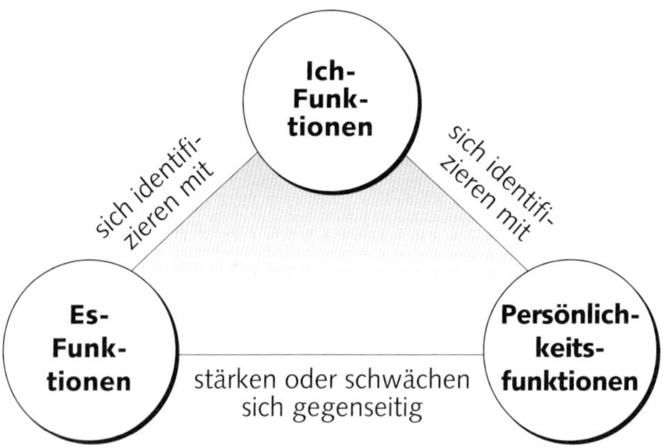

Abb. 18: Das Verhältnis der drei Funktionen des Selbst zueinander
(© Dreitzel/Stelzer 2004)

Obwohl die Es-Funktionen den gesamten Kontaktprozess mindestens bis zum Beginn des Nachkontakts motivational antreiben, ist doch ihr zentraler Ort im Vorkontakt zu suchen. Denn wenn diese Antriebskraft gestört ist, wird der ganze Kontaktprozess zähflüssig und energielos verlaufen, wenn er überhaupt richtig in Gang kommt. Die Persönlichkeitsfunktionen haben umgekehrt ihren zentralen Ort im Nachkontakt, obwohl sie mit als Grund der Figurbildung fungieren und damit in dieser oder jener Form den ganzen Kontaktprozess mit speisen; und zwar deshalb, weil sich die Identifikationen aus dem Nachspüren und Einschätzen des Erlebten und Erfahrenen ergeben. Wenn also bestimmte Persönlichkeitsfunktionen gestört sind, muss sich das Augenmerk des Gestalttherapeuten zunächst auf die Frage richten, welche Ich-Funktionen im Nachkontakt geschwächt oder verloren gegangen sind.

9. Die sieben diagnostischen Fragen eines Gestalttherapeuten

Was helfen aber die ganzen Überlegungen, wenn wir dann von Angesicht zu Angesicht einem konkreten, lebendigen Menschen gegenübersitzen, der uns von seinen Leiden und Schwierigkeiten erzählt? Schon sind wir

1. Was sehen wir an unserem Patienten und wie hören wir, was er zu sagen hat? Was können wir auf der **phänomenologischen Ebene** beobachten?
2. Mit welchen stereotypen Verhaltensweisen und neurotischen Beziehungsmustern begegnet uns der Patient? Wie erleben wir den Patienten auf der **Beziehungsebene?**
3. Welche Schwierigkeiten hat der Patient, seine Bedürfnisse zu spüren , seine Wünsche zuzulassen und seine Interessen zu artikulieren? Welche Schwächen oder Hemmungen zeigt der Patient auf der **motivationalen Ebene?**
4. Durch welche Kontaktunterbrechungen schwächt der Patient seinen Kontakt zur Umwelt in der jeweiligen (therapeutischen) Situation? Welche Störungen seiner Wahrnehmungsfunktionen und seiner aggressiven Funktionen können wir beim Patienten auf der **senso-motorischen Ebene** beobachten?
5. Kann der Patient im entscheidenden Moment loslassen und sich voll auf sein Gegenüber einlassen oder hat er Schwierigkeiten auf dieser **Ebene der Integration?**
6. Welche Schwierigkeiten hat der Patient, sich mit seinem Kompetenzen und Behinderungen sowie mit seinen Rollen und Beziehungen zu identifizieren? Welche Problemkontexte spricht der Patient auf der **existenziellen Ebene** an?
7. Was fehlt der Kontaktgrenze des Patienten chronisch an Energie oder Durchlässigkeit? Was spüren wir gegenüber dem Patienten auf der **emotionalen Ebene?**

Abb. 19: Die sieben diagnostischen Fragen eines Therapeuten
(© Dreitzel/Stelzer 2004)

mitten in der faszinierend vielgestaltigen, aber eben auch unübersichtlichen und verwirrenden Landschaft des lebendigen Kontakts. Natürlich kann man hier einfach „dem Prozess folgen" und sehen, was passiert.

Man kann ja immer irgend ein Selbsterfahrungsexperiment vorschlagen oder auf bewährte gestalttherapeutische Techniken zurückgreifen. Aber ist das wirklich hilfreich? Gewiss, viele Wege führen nach Rom. Aber manche sind schneller (was nicht unbedingt kürzer heißt!) und bequemer als andere. Und manche sind auch gefährlich: Plötzlich stolpert man in die Schluchten psychotischen Erlebens oder gerät in das Dickicht zwanghafter Mühsal oder lässt sich fasziniert vom sprudelnden Bach eines hysterischen Prozesses mitziehen. Hier wäre eine Landkarte von Nutzen, die uns den Weg weist.

Zunächst gilt es aber, die Fragen, die uns in der therapeutischen Situation beständig durch den Kopf gehen, zu ordnen. Ein Gestalttherapeut geht dabei zunächst vom Offensichtlichen aus, von dem, was unmittelbar beobachtbar ist; dann prüft er, wie der Patient auf seine Beziehungs- und Arbeitsangebote reagiert, und schließlich konzentriert er sich auf die Frage, wo, wann und wie der Patient seinen Kontaktprozess zum Therapeuten (und gegebenenfalls zur Gruppe) unterbricht.

Mit den sieben Fragen (s.o. Abb. 19) im Kopf und im Blick betreten wir nun das eigentliche Land der Gestalttherapie. Die diagnostische Landkarte, die ich zur Orientierung des Therapeuten vorschlage, bezieht sich auf diese sieben diagnostischen Fragen eines Gestalttherapeuten und beruht zugleich auf den theoretischen Überlegungen der vorangegangenen Abschnitte. Sie hat entsprechend sieben Teile, die jeweils einen anderen Aspekt des neurotischen Erlebens und Verhaltens hervorheben. Man könnte auch sagen, es sind sieben Perspektiven, die jeweils von einer anderen Seite her Licht auf das am Patienten Beobachtete und mit ihm Erlebte werfen. Es lohnt sich, ein und dasselbe Phänomen von verschiedenen Seiten zu beleuchten und unter verschiedenen Aspekten zu betrachten, weil psychische Prozesse vielschichtig und mehrdimensional sind.

Die diagnostische Landkarte enthält erstens die

Ebene der neurotischen Reaktionsbildungen auf der phänomenologischen Ebene. Wann immer wir von ganz bestimmten Stimuli erregt werden, die uns aus Gründen Angst machen, die wir verdrängt haben, deren Erinnerung wir unterdrücken, macht uns die eigene Erregung Angst, ohne dass wir genau wüssten warum. Diese Erregungsangst kennt jeder Mensch und jeder hat die Erfahrung, wie unangenehm es ist, sie zu erleben. Und deshalb hat auch jeder Mensch von Kindheit an eine Reihe von Verhaltensweisen entwickelt, die sich darin bewährt haben, diese Erregungsangst aus dem Erleben zu löschen.

Reaktionsbildungen
sind beobachtbare, häufig und auch in Situationen, in denen sie unangemessen scheinen, wiederholte Verhaltensweisen, die sich zur Abwehr von Erregungsangst bewährt haben.

Das kann ein liebenswürdiges Lächeln sein, das auch dann wie gefroren auf dem Gesicht verbleibt, wenn der Betroffene verletzt wird. Das kann eine Neigung zum Zynismus wie eine Neigung zum Blödeln bei jeder Gelegenheit sein – das Insgesamt unserer Reaktionsbildungen ist etwa das, was Wilhelm Reich unseren Charakterpanzer genannt hat.

Die diagnostische Landkarte verweist zweitens auf die

Ebene der unbewussten Interaktionsstrategien und Beziehungsmuster, die sich früher einmal in unserem Leben bewährt haben, die uns jetzt aber immer wieder auf für uns undurchsichtige Weise um die Früchte unserer Bemühungen bringen. Eric Berne, der Begründer der Transaktionsanalyse, hat in seinem Buch „Spiele für Erwachsene" viele von ihnen beschrieben. Aber es geht nicht wirklich um Spiele und es ist nichts Spielerisches bei diesen Verhaltensweisen, sondern es handelt sich um Verstrickungen in systemische Interaktionsmuster, die sich als energetische Möglichkeiten im gruppendynamischen Feld vorfinden. Wenn einer der Teilnehmer in einem sozialen Feld unbewusst eine bestimmte Rolle in einem solchen vorgegebenen Interaktionsmuster aufgreift und dabei genügend Energie und Zähigkeit investiert, wird dieses Muster einen starken Sog auf alle anderen Teilnehmer des jeweiligen sozialen Feldes ausüben, in eine der Komplementärrollen zu rutschen. Und damit ist, wie wir sehen werden, der neurotische Gewinn für den primären Rollenspieler gesichert.

Die dritte Ebene der diagnostischen Landkarte befasst sich mit den

(2) **Störungen im Vorkontakt:** welche Bedürfnisse und Interessen treiben uns an und suchen Befriedigung? Hier geht es um die Es-Funktionen, die der Motor des ganzen Kontaktprozesses sind: da gibt es sehr elementare Bedürfnisse, die triebartig das Überleben des Einzelnen und der Gattung steuern, wie das Bedürfnis nach Nahrung oder nach Sex. Und es gibt auf der anderen Seite die Bedürfnisse nach Luxus und Verwöhnung im Konsumbereich sowie die geistigen Interessen im kulturellen Bereich. Je zentraler die Befriedigung eines Bedürfnisses, der Ausgleich eines Mangels also, für unsere körperliche Existenz, für unser subjektives Wohlbefinden und für unser Selbstwertgefühl ist, desto schwer wiegender werden Störungen im Bereich der Es-Funktionen sein.

Die vierte Ebene der diagnostischen Landkarte bezieht sich auf die

Störungen der sensomotorischen Funktionen, mit denen der leibseelische Organismus sich in der Umwelt orientiert und auf sie zugreift. Dabei geht es um die Art und Weise, wie wir durch Projektionen, Retroflektionen und Introjektionen unseren lebensnotwendigen Austausch mit der Umwelt durch eine Hemmung unserer Wahrnehmungsfunktionen und unserer aggressiven Funktionen schwächen und behindern. Es sind dies Prozesse, also ein zeitliches Geschehen, in dem wir uns stufenweise unserer Fähigkeiten berauben, uns in der Umwelt zu orientieren und sie gemäß unserer Bedürfnisse umzugestalten. Meistens werden diese Prozesse zusätzlich aus dem Hintergrund durch bestimmte Grundintrojekte gesteuert, d.h. durch zentrale Erfahrungen unseres Lebens, die oft noch aus den prägenden Jahren der Kindheit stammen und die inzwischen so selbstverständlich unsere Erfahrung von uns selbst und der Welt (unsere Kontaktgrenze) bestimmen, dass wir diese Tatsache kaum noch bemerken. Erfahrungen zu machen, die diese Grundintrojekte infrage stellen könnten, verunsichert also und macht Angst und wird deshalb durch solche neurotischen Prozesse vermieden.

Die fünfte Ebene enthält die

die Störungen beim Vollen Kontakt. Sie enthält die Schwierigkeiten, in der Phase der Integration die absichtsvollen Ich-Funktionen loszulassen und sich der Situation voll hinzugeben und anzuvertrauen.

Die sechste Ebene beinhaltet die

Störungen im Nachkontakt. Hier geht es um die Störungen in den Persönlichkeits-Funktionen, die das sich wandelnde System der Erfahrungen und Identifikationen eines Menschen konstituieren, das er in die jeweiligen Kontaktprozesse mit einbringt, und die den Standort bestimmen, von dem aus er jeweils handelt. Sie bilden das lebenslänglich wachsende und sich verändernde Sediment aus mehr oder weniger gelungenen Kontaktprozessen. Sie bestimmen den Möglichkeitshorizont eines Menschen, der aber nicht automatisch ausgefüllt wird, sondern noch einmal eigens besetzt werden muss. Was immer wir gewonnen haben in unseren Kontaktprozessen, muss auch ergriffen werden und sich in weiteren Kontaktprozessen bewähren. Die Möglichkeit dazu entsteht im Nachkontakt zahlloser Kontaktsituationen, wenn wir die gewonnenen Befriedigungen, die erreichten Ziele, die ersehnten Begegnungen, die Kämpfe und Auseinandersetzungen und die kreativen Lösungen, die wir gefunden haben, bewerten und im Hinblick auf unsere zukünftigen Handlungen und Pläne einschätzen. **2**

Die siebente Dimension schließlich gibt Auskunft über die

Störungen in der Qualität der Kontaktgrenze. Dabei geht es um eine Tendenz, im Vorkontakt, und damit auch später, keine klaren Kontaktgrenzen auszubilden („neurotische Konfluenz" bei Perls und Goodman) oder umgekehrt die kräftig ausgebildete Kontaktgrenze im Vollen Kontakt nicht wieder durchlässig werden zu lassen („Egotismus" bei Perls und Goodman). Diese Dimension ist besonders wichtig zur Diagnose der sogenannten „Frühen Störungen", also jener Störungen, die ihre ersten biographischen Wurzeln in der vorsprachlichen Phase der Kindheitsentwicklung haben.

Abb. 20: Die sieben Ebenen der diagnostischen Landkarte (© Dreitzel/Stelzer 2004)

Im **Anhang** dieses Büchleins finden sich für jede dieser sechs Ebenen des diagnostischen Fragens in der Gestalttherapie eigene **Landkarten**, die jeweils einen etwas anderen Maßstab haben und andere Aspekte hervorheben. Zusammengenommen bilden diese Karten einen kleinen Taschenatlas jener gestörten Erlebens- und Verhaltensweisen, die dazu führen, dass Menschen nicht das ihnen zur Verfügung stehende Potenzial im Austausch mit der Umwelt ausschöpfen können. Anhand dieser Karten kann man sich dann bei der therapeutischen Arbeit orientieren; sie enthalten Hinweise auf die Richtung und den Weg, den der Therapeut in der Arbeit mit einem Menschen in einer bestimmten therapeutischen Situation am besten einschlägt, sowie Warnschilder, die angeben, welches Gelände er besser meiden sollte.

III. Die Mechanismen der Kontaktunterbrechungen

Natürlich baut dieser Wegweiser mit seinen Differenzierungen auf den fünf Mechanismen der Kontaktunterbrechung auf, deren Kenntnis die diagnostische Grundausstattung jedes Gestalttherapeuten ausmacht: Projektion, Retroflektion, Introjektion, Konfluenz und Egotismus. Diese Mechanismen sind bereits von Perls und Goodman beschrieben worden. Allerdings liegen diese fünf Kontaktunterbrechungen nicht auf einer Ebene, wie es bei PHG den Anschein hat. Während Projektion, Retroflektion und Introjektion jeweils ein psychisches Geschehen bezeichnen, das durch beobachtbare Verhaltensweisen in Gang gesetzt und aufrechterhalten wird, geht es bei Konfluenz und Egotismus um Schwächen oder Defizite in der je individuellen Kompetenz zur Ausbildung der Kontaktgrenze. Sie werden daher hier gesondert betrachtet.

Darüber hinaus hat Perls in seinen späteren Arbeiten immer wieder die überragende Bedeutung der Introjekte betont, eine Akzentsetzung, die sich jedenfalls in der therapeutischen Praxis meiner Erfahrung immer aufs Neue als berechtigt erweist. Dabei blieb allerdings das Verhältnis von „Introjektion" und „Introjekt" theoretisch weitgehend ungeklärt. Im Folgenden wird hier unterschieden zwischen der Neigung zu introjizieren und den daraus resultierenden Introjekten, die in unterschiedlicher Form eine Rolle bei den neurotischen Kontaktprozessen spielen, und den biografischen Grunderfahrungen, die als Grundintrojekte oft im Hintergrund das gesamte neurotische Verhalten mit steuern.

1. Die Bedeutung der Grundintrojekte und des biografischen Hintergrunds

Die Frage ist natürlich, welche Rolle biografisches Material überhaupt in einer Therapie spielen soll, die davon ausgeht, dass nur die Erfahrung im Hier-und-Jetzt therapeutisch wirksam ist. Hier scheinen viele Gestalttherapeuten sich wie in einem Spannungsfeld zwischen den Polen Psychoanalyse und Verhaltenstherapie zu erleben: Die einen neigen mehr dazu, den „Frühen Störungen" und den Erfahrungen der Kindheit große Bedeutung beizumessen, die es mit Regressionsarbeiten und „Be-Elterung" im Sinne einer nachholenden Sozialisation aufzuarbeiten gilt; die anderen konzentrieren sich eher auf das gegenwärtige Verhalten im Beziehungskontext der Therapie und arbeiten mit vielen Selbsterfahrungsexperimenten. Mir scheint der goldene Mittelweg hier, weder auf die erinnerte Lebensgeschichte noch auf das aktuelle Verhalten zu setzen, als vielmehr auf das *innere Erleben im Augenblick der therapeutischen Begegnung* zu achten. Denn aus diesem Erleben an der Kontaktgrenze, das natürlich mit Selbsterfahrungsexperimenten kräftig stimuliert werden kann, entsteht ja das mehr oder weniger gehemmte Verhalten. Und vor allem kommt in diesem Erleben genau das biografische Material ins Bewusstsein, auf das es therapeutisch ankommt. Und das ist nicht immer das, was der Patient für das Wichtigste, Schwierigste, Schlimmste in seiner Lebensgeschichte hält – eben weil es Verdrängungen gibt.

Nun aber erzählt der Patient von sich aus, woran er sich erinnert. Nachfragen können dabei natürlich helfen, aber es gilt immer, darauf zu achten, *wie* und vor allem mit welchen *Gefühlen* der Patient erzählt, was ihm jetzt einfällt. Denn der Erzählstil und die die Erzählung begleitenden Gefühle sind ganz und gar *gegenwärtige* Erfahrung. So wird der Therapeut z.B. aufmerksam registrieren, wenn der Patient schreckliche Erfahrungen *ohne Affekt* berichtet, oder wenn er durch unklare Symptome verwirrt nach schrecklichen Erinnerungen *sucht*. Und er wird darauf achten, dass der Patient in einem befriedigenden Sprechkontakt mit ihm ist, wenn er Biografisches erzählt, denn so kann das Vergangene im gegenwärtigen Kontakt zu jemanden, der nun endlich ein Ohr für ihn hat, neu bewertet und schließlich assimiliert werden.

Wenn wir ganz beim Erleben im jeweiligen Hier-und-Jetzt bleiben und uns dabei auf die Art und Weise konzentrieren, wie der Patient seinen Kontakt immer wieder unterbricht, wird die Verdrängung nachlassen und die Erinnerungsblockade durchlässiger werden, bis allmählich deutlich wird, für welche Konstellation das gegenwärtige neurotische Verhalten einstmals eine kreative Lösung war.

Es mag in der Therapie eine Weile dauern, aber allmählich werden die Konturen der introjizierten Grunderfahrung deutlich werden. Solche Grunderfahrungen steuern aus dem Hintergrund immer wieder die gegenwärtigen Kontaktprozesse in relevanten Lebensbereichen mit. Sie können z.B. Erfahrungen aus der Familienkonstellation beinhalten, wie Tod, Krankheit oder Trennung der Eltern, die Geburt eines neuen Geschwisters, die Zumutung von Sorgepflichten in jungen Jahren oder Gewalt- und andere Missbrauchserfahrungen. (Manche dieser Erfahrungen lassen sich durch Familienaufstellungen deutlich machen, die darin einen *diagnostischen*, nicht aber schon einen therapeutischen Wert haben.) Sie können aber auch auf eigenen Krankheiten beruhen (wenn z.B. jemand im ersten entscheidenden Lebensjahr viele Monate eingegipst im Hospital verbringen musste), die lebenslang schädigen. Grundintrojekte können aber auch generationsspezifisch sein, etwa wenn sich in ihnen bestimmten Kriegs- und andere Notstandserfahrungen niederschlagen.

Natürlich sind nicht alle wichtigen Lebenserfahrungen automatisch Introjekte. Normalerweise sind sie vielmehr eine bedeutsame Quelle von Kompetenzen, die einen Teil des Hintergrundes bilden, aus dem die Figur, die Gestalt im Kontakt sich bildet und nährt. Sie werden zu Introjekten erst dadurch, dass sie nicht assimiliert werden konnten und können, weil verdrängt wird, für welche Not und Angst sie einstmals Hilfe und Schutz boten.

Nicht selten geht es also bei den Grundintrojekten um traumatische Erfahrungen. Aber oft sind es auch Erfahrungen relativ normaler Art, die dennoch das gegenwärtige Erleben mit einfärben, weil sie sich im Laufe eines Lebens scheinbar immer wieder bestätigt haben.
Es kommt immer auf die von Geburt an sehr unterschiedlichen Kräfte und Schwächen eines je individuellen leib-seelischen Organismus an, wie bestimmte Umweltkonstellationen in Kindheit und jungen Lebensjahren verarbeitet werden. Was bei dem einen die Flexibilität und Anpassungsfähigkeit gegenüber neuen Herausforderungen stärkt, führt bei einem anderen zu dem hemmenden Grundintrojekt, dass die einmal gefundene Lösung ein für allemal gültig ist.

Vor allem *müssen wir uns davor hüten, in ein in der Wissenschaft längst überholtes Denken in Kausalverhältnissen zu verfallen*, wenn es um biografisches Material geht: Niemals ist irgendein Ereignis oder eine soziale Konstellation *ursächlich* für ein späteres Erleben und Verhalten; jeder Mensch verarbeitet die gleichen Umstände je anders.
Das zeigt schon die Alltagsbeobachtung von Geschwistern, die aus einem relativ konstanten elterlichen Milieu stammen und dennoch ganz verschieden sind.

Umgekehrt hingegen gibt es Erfahrungswerte, nach denen sich im biografischen Hintergrund dieser oder jener Störung *häufig*, aber eben nicht immer, bestimmte Arten von Erfahrungen finden. Und es ist auch in der Gestalttherapie sinnvoll, aufmerksam in diese Richtung zu schauen und gegebenenfalls auftauchendes biografisches Material zu bearbeiten. Dazu dienen die Hinweise auf den möglichen biografischen Hintergrund in den Tabellen im Anhang: Sie sind als Wegweiser gedacht, als Hinweise, dass es sich lohnt dort hinzuschauen – nicht aber als Behauptung, dass man dort auch in angegebener Weise fündig wird! Auch hier gilt es, den rechten Mittelweg einzuhalten: Wenn der Gestalttherapeut in einer Hier-und-Jetzt-Ideologie befangen ist und so tut, als habe der Patient keine Vergangenheit, kein schon gelebtes Leben hinter sich, verliert die Therapie an Tiefe und existenzieller Kraft. Wenn er umgekehrt mit Suchhaltung statt mit neugieriger Offenheit für das, was kommt, an die Arbeit geht, wird er sich in einem Kausaldenken verwickeln und schlimmstenfalls zusammen mit dem Patienten konstruieren, was er sucht. Das ist z.B. eine besondere Gefahr bei einem vermuteten, aber nicht erinnerten sexuellen Missbrauch (dazu s. *H. F. M. Crombag/ H. L. G. Merckelbach: Missbrauch vergisst man nicht, Berlin 1997).* Sehr leicht kann hier der Therapeut mit dem Wunsch des Patienten konfluent werden, für ihre unspezifischen Störungen einen Schuldigen zu finden, wie es ja auch sonst eine Verführung ist, Vater oder Mutter für alles verantwortlich zu machen, statt sich der Selbstverantwortung für die gegenwärtige Misere zu stellen.

Das gestalttherapeutische Ziel der Bearbeitung biografischer Erfahrungen und insbesondere der Grundintrojekte ist die Wiedergewinnung der Kompetenz zu kreativen Lösungen für die Herausforderungen des gegenwärtigen Lebens. Dazu ist der erste Schritt, ein Gewahrsein zu entwickeln für den Wiederholungszwang, mit dem die Grunderfahrung das Verhalten immer noch steuert und dadurch immer wieder sich selbst bestätigt. Der zweite Schritt ist das Ausprobieren neuer Lösungen und damit der Gewinn neuer Erfahrungen. Der dritte Schritt liegt außerhalb und nach der Therapie: Die neue Kreativität im Umgang mit der Umwelt wird assimiliert, d.h. zur selbstverständlichen Fähigkeit, spürbar in der Stärkung des Selbstwertgefühls.

2. Projektion / Retroflektion / Introjektion im neurotischen Prozess

Ursprünglich hatten Perls und Goodman von fünf Weisen gesprochen, wie man den Kontaktprozess schwächen oder unterbrechen kann: Neben Projektion, Retroflektion und Introjektion standen noch Konfluenz und Egotismus. Bei genauerer Betrachtung stellt sich aber heraus, dass die beiden letzteren nicht auf der gleichen begrifflichen Ebene stehen wie die ersten drei. Während es sich bei Projektion, Retroflektion und Introjektion um Prozesse handelt, um ein innerpsychisches Geschehen, das zwar ohne Gewahrsein und Absicht abläuft, aber doch dazu führt, dass man die Kontaktgrenze, also sich selbst, auf ein bestimmte Weise erlebt, beziehen sich dagegen Konfluenz und Egotismus – darauf verweisen schon die anders gebildeten Worte – auf Zustände, die den ganzen Kontaktprozess deutlich durchziehen und die die natürlichen Qualitäten der Kontaktgrenze in Bewegung eintrüben; darüber mehr im nächsten Abschnitt.

Isadore From hat die Ansicht vertreten, dass es aus logischen Gründen nur vier Typen von Kontaktunterbrechungen geben könne: Man kann etwas als innen erleben, das zum Außen gehört (Introjektion); man kann etwas als außen erleben, was zum Innen gehört (Projektion); man kann keine Grenzen zwischen Organismus und Umwelt erleben (Konfluenz); oder man kann die Grenze zwischen Organismus und Umwelt als undurchlässig erleben (Retroflektion.) (dazu s. *B. Müller: Isadore From's contribution to gestalt therapy; in: The Gestalt Journal, Spring 1996, 65)*. Aber was hier Retroflektion genannt wird, hieß bei PHG Egotismus. Bei der Erfahrung der (relativen!) Durchlässigkeit oder Undurchlässigkeit der Kontaktgrenze erlebe ich etwas ganz anderes, als wenn ich durcheinander bringe, was nach innen und was nach außen gehört. Retroflektion ist – wörtlich – ein Umbiegen der in die Umwelt herausgehenden Energie zurück auf den Organismus. Das logische Pendant zur Retroflektion wäre (vom Individuum aus gesehen) die Abwehr von außen kommender Energie – und dafür fehlt uns ein Begriff. Wenn die Abwehr neurotisch ist (also auf Verdrängungen beruht), könnte es sich z.B. um Lernstörungen oder um Phobien handeln, um nur zwei mögliche Fälle zu nennen. Vielleicht liegt es am Fehlen dieses Begriffes, dass in der Gestalttherapie Angstneurosen und Phobien (die ein spezieller Fall davon sind) relativ wenig Beachtung gefunden haben.
Neben dieser Verkürzung der Liste der Kontaktunterbrechungen gab es auch Versuche, sie zu erweitern. Am bekanntesten ist der Begriff der *Deflektion*, den Erving und Miriam Polster eingeführt haben. Weniger bekannt ist der Vorschlag von Crocker, die auch von *Proflektion* sprechen will. Bei genauerem Hinsehen handelt es sich dabei meines Erachtens um Kombinationen von Projektion und Retroflektion. (Siehe dazu die ausführliche Diskussion zwischen *Sylvia Fleming Crocker, Joel Latner und Miriam Polster: A dialogue in theory; in: The Gestalt Journal, Fall 1982, 67-108.)* Ich will diese Debatte an dieser Stelle nicht fortführen und den Text mit längeren Ausführungen zur Begründung belasten, warum ich mich für eine differenzierende Beibehaltung der PHGschen Begrifflichkeit entschieden habe. Es muss nur klar sein, dass derartige theoretische Entscheidungen auch praktische Konsequenzen haben, denn es geht dabei um die Frage, *wie* jeweils therapeutisch gearbeitet werden müsste. Jeder Unterbrechungsmechanismus, genauer: jede Art und Weise, Ich-Funktionen zu verlieren, verlangt auch eine eigene Art der therapeutischen Bearbeitung. Für *Deflektion und Proflektion* habe ich bei den Erfindern dieser Begriffe aus der Literatur nicht erkennen können, wie sie therapeutisch damit umgehen.

Ein weiteres Problem der Theorie besteht darin, dass manche Autoren die Auffassung vertreten, die genannten Mechanismen könnten nicht nur zur Schwächung, sondern unter Umständen auch zur Stärkung des Kontaktprozesses beitragen, es gäbe also auch „gesunde" Projektionen, Retroflektionen, etc. Insbesondere der Versuch von Gordon Wheeler, die Gestalttherapie-Theorie einer grundsätzlichen Revision zu unterziehen, lebt von diesem Gedanken (vgl. *Gordon Wheeler: Kontakt und Widerstand – Ein neuer Zugang zur Gestalttherapie, Köln 1993)*. Wir projizieren nicht nur neurotisch – so meint diese Denkschule – sondern wir planen und sorgen z.B. für die Zukunft, indem wir uns Vorstellungen machen; wir retroflektieren nicht nur neurotisch, sondern gesunderweise masturbieren wir auch oder zügeln unsere Triebe und schieben unsere Bedürfnisse vernünftigerweise auf. Wir introjizieren nicht nur neurotisch, sondern wir nehmen auch allerhand Unzerkautes in uns auf, was uns nützlich und notwendig ist, in dem wir – wie ein Kind etwa die Sprache – durch Nachahmung lernen.

Auch gäbe es Situationen, in denen Konfluenz das angemessene Verhalten sei, und andere, in denen es darauf ankäme, die Kontaktgrenze dicht zu machen. Dem ist in der Tat so. Nur brauchen wir ein Kriterium dafür, wann etwas eine neurotische Projektion und wann eine gesunde Fantasie ist. Wheeler, der von der Organisationsberatung her denkt, sieht dieses Kriterium in den Erfordernissen des jeweiligen Kontakt-Kontextes. Das führt aber zu einer unübersichtlichen und verwirrenden, weil prinzipiell unbegrenzten Vielfalt von Funktionen für den Kontaktprozess (vgl. Wheeler, a.a.O., 32ff.). Ich will hier nicht die Vorzüge und Nachteile von Wheelers Überlegungen für die Arbeit mit sozialen Systemen oder auch für die Gestalt*pädagogik* erörtern. Für die Gestalt*therapie* aber scheint es mir sinnvoller, bei dem **Kriterium des Gewahrseins** zu bleiben. Die Mechanismen der Kontaktunterbrechung oder der Schwächung des Kontaktprozesses sind, wie schon die Abwehrmechanismen bei Anna Freud, per definitionem nicht im Gewahrsein, und von Verdrängungen bestimmt. Das ist bei bewusst erlebten „Projektionen“ oder bewusst erlebter „Konfluenz“ nicht der Fall. Das Gewahrsein aber ist das heilende Agens der Psychotherapie. Um das, was im Gewahrsein ist, braucht sich die Therapie nicht mehr zu kümmern, hier verlassen wir uns auf die Selbstorganisations- und Heilungskräfte des Organismus/Umwelt-Feldes. Im folgenden Text ist also, wenn die Begriffe Projektion, Retroflektion, Introjektion, Konfluenz und Egotismus bzw. Selbstfixierung auftauchen, *immer ein neurotischer* Prozess gemeint, also ein Prozess, in dem Verdrängungen eine Rolle spielen und der nicht voll im Gewahrsein ist.

In der Wirklichkeit der therapeutischen Situation zeigt sich sehr rasch, dass Projektion, Retroflektion und Introjektion meist rasch miteinander abwechseln und sich wechselseitig stützen. Aus ihrem jeweiligen Zusammenwirken entstehen dann die neurotischen Prozesse, die den ganzen Kontaktprozess oder Teile von ihm hemmen, mit der Folge, dass nur wenig oder gar keine Befriedigung erreicht wird.

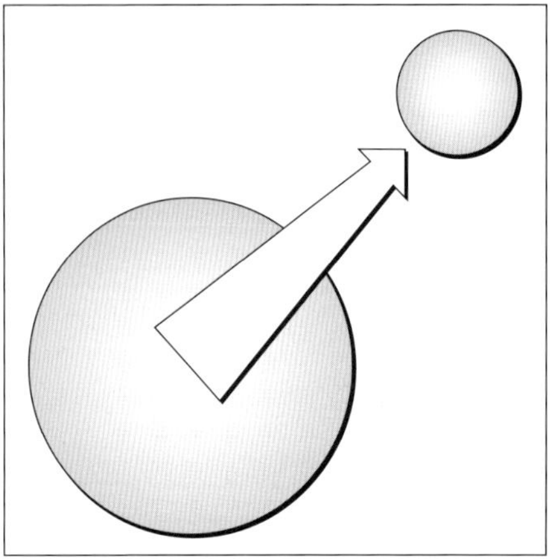

Abb. 21: Projektion
(© Dreitzel/Stelzer 2004)

Projektion: Ich erlebe etwas außen als ein Teil meiner Umwelt, das nach innen gehört als ein Teil von mir selbst. Dabei geht es nicht unbedingt um Inhalte, z.B. wenn ein Patient müde ist und den Therapeuten fragt, ob er müde sei, sondern eher um Gefühle, z.B. wenn ein Patient sich danach sehnt, mehr gesehen zu werden, und sich in sich zurückzieht, weil er nicht glauben kann, dass der Therapeut ihn *sieht*. Das ist ein *Erleben*, also eine subjektive Wirklichkeit, das sich nicht dadurch ändert, dass ein anderer (z.B. der Therapeut) ihm widerspricht. Man kann zwar sagen: *„Ich erlebe das anders"*, aber damit ist im günstigsten Falle erreicht, dass der Projizierende seine Sicht der Dinge nicht mehr für die einzig mögliche hält. Vielmehr geht es darum, wie die Projektion aufrecht erhalten wird und welche beobachtbaren oder erzählbaren Verhaltensweisen die Projektion stützen.

Sehr oft geht es um die Vermeidung genauerer Wahrnehmung. Zwar wird sehr selten, etwa bei psychotischen Halluzinationen, das Wahrgenommene *allein* aus dem Hirn des Projizierenden entspringen; meistens ist mehr als ein Körnchen Wahrheit darin, und manchmal sind Projektionen auch inhaltlich völlig zutreffend; sie sind als Projektionen nur erkennbar, weil so viel unangemessener Affekt mit ihnen verbunden ist. Es hat also nicht nur keinen Sinn, einer Projektion zu widersprechen, vielmehr wird der Widerstand des Patienten dadurch in der Regel noch gestärkt. Ebenfalls gilt aber in der Regel, dass nicht alles auch tatsächlich wahrgenommen wird, was wahrgenommen werden könnte.

Ein Patient inmitten eines depressiven Prozesses wird von mir aufgefordert, zu beschreiben, was er sieht. (Er schaut auf ein Fenster, auf dessen Brett eine leuchtend rot blühende Azalee steht.) Er berichtet: „Ich sehe den grauen Himmel, davor ein Haus mit dunkelgrauer Fassade." – Ich: „Etwas genauer noch, bitte." – Er: „Die Farbe auf dem Fensterrahmen war wohl mal weiß. Der Lack bröckelt an verschiedenen Stellen ab. Rechts vom Fenster steht ein Schreibtisch mit grauer Resopalplatte." – Ich: „Halt, noch einmal zurück. Was gibt es noch am Fenster zu sehen?" – Er: „Da steht eine Pflanze. Einige Blätter sind schon braun. – Auf dem Schreibtisch ist Unordnung ..." – Es kann nicht sein, dass der Patient die Blüten der Azalee nicht gesehen hat; aber er hat das Gesehene nicht erlebt.

Die erste Frage muss also sein: „ Was hast du wahrgenommen, dass du zu dieser Ansicht kommst?“ Die zweite Frage dann: „Was nimmst du außerdem noch wahr? Schau das dir schon Bekannte heute mal wieder mit frischen Augen an, vielleicht entdeckst du etwas Neues, das du vorher noch nicht gesehen hast“. Häufig wird dieses Übersehen durch einen Augenblock unterstützt oder sogar hervorgerufen. Natürlicherweise bewegt sich nämlich der Blick ständig leicht über das Erblickte hin und her, ohne dass uns das bewusst würde. Wenn diese Augenbewegung verhindert wird, in dem wir die Muskeln rings um die Augen festhalten, wird der Blick starr und verschwimmt leicht. Wenn nun das mit starrem Blick ins Auge gefasste Objekt für uns von besonderer Bedeutung ist, das Gesicht eines für uns wichtigen Menschen z.B., dann werden wir *projizieren* müssen, um die Informationen zu ergänzen, die uns fehlen. Mehr und genauere Wahrnehmung ist der erste Schritt bei der Therapie von Projektionen. Schon die Alltagserfahrung mit Vorurteilen lehrt das: Wo wir mit den beängstigenden Fremden (ob es das andere Geschlecht oder eine andere Rasse oder Religion oder eine andere menschliche Verfassung in Gestalt von Kranken, Behinderten und Sterbenden ist) in einen lebendigen Kontakt kommen, entsteht sofort ein differenzierteres Bild, Vorurteile werden abgebaut und Ängste gemildert.
Allerdings können Vorurteile sehr stabil sein und auch dem Augenschein noch trotzen. „Der Jude, Neger, Türke etc. in meinem Haus ist sehr nett (sauber, intelligent, etc.), aber man weiß doch, dass sie im Allgemeinen ...“ Deshalb geht die andere Frage bei der Bearbeitung von Projektionen nach dem überstarken Affekt, der mit ihnen verbunden ist. Auch sind viele Projektionen schon deshalb nicht durch mehr Wahrnehmung aufzulösen, weil wir nicht alles wissen und überprüfen können, was für uns am anderen relevant ist. Die Therapie muss also in jedem Fall herausfinden, was das Beängstigende ist. Denn was ist so schlimm daran, etwas als einen Teil von mir selbst zu erleben, dass ich projizieren muss? Diese Frage kann natürlich nicht allgemein beantwortet werden; der Therapeut und Patient zusammen müssen in jedem Einzelfall erneut entdecken, worum es ging und geht. In jedem Fall aber führt der therapeutische Weg über das Gewahrsein der eigenen Erregung beim Patienten.
Zwei Arten von Projektionen sollen gesondert erwähnt werden: Übertragungen und Katastrophenfantasien. Im **Übertragen** projizieren wir introjizierte Grunderfahrungen, die wir mit einer bedeutsamen Bezugsperson gemacht haben, auf den Therapeuten. Zum Beispiel: Wenn sich niemand für mich wirklich interessiert hat, als ich ein Kind war, wird sich dieser Therapeut auch nicht wirklich für mich interessieren. Wenn er also Fragen stellt, ziehe ich mich zurück (schizoider Prozess). Übertragungen werden in der Gestalttherapie genauso bearbeitet wie andere Projektionen. Zuerst

wird die Projektion gestützt: „Welche Ähnlichkeiten mit deinem Vater siehst und erlebst du an mir?“ Dann wird eine differenziertere Wahrnehmung gefördert: „Was siehst und erlebst du an mir, das anders ist als bei deinem Vater? Was war so beängstigend oder frustrierend für dich an deinem Vater? Und wie beängstige oder frustriere ich dich jetzt?“ Ob Übertragungen immer sofort bearbeitet werden, wie manche Gestalttherapeuten fordern, oder erst später in der Therapie, wird davon abhängen, ob sie die therapeutische Arbeit hemmen oder fördern. Auch Idealisierungen des Therapeuten können auf eine selbstständige Entwicklung des Patienten sehr hemmend wirken, während umgekehrt manchmal Aggressionshemmungen sich gut bearbeiten lassen, wenn der Patient auf den Therapeuten ärgerlich ist.

Wenn nämlich der Patient den Therapeuten idealisiert und zugleich aggressionsgehemmt ist, wird schon die Vorstellung, er könne den Therapeuten kritisieren, **Katastrophenfantasien** bei ihm auslösen. Zum Beispiel könnte er glauben, dass der Therapeut ihn wegschickt oder ihm sonst seine Zuwendung entzieht, wenn er ihn kritisiert. Solche Katastrophenfantasien sind charakteristisch für Aggressionshemmungen, und die werden durch verbale, stimmliche und muskuläre Retroflektionen aufrecht erhalten. Erfahrungsgemäß ist die Intensität der Katastrophenfantasie genau proportional zur Stärke der Retroflektion. Die zurückgehaltene Energie wird gespürt und diese Kraft wird – aus Mangel an Erfahrung mit der eigenen Wirkung und weil das Gegenüber als empfindlich fantasiert wird – entweder als so stark fantasiert, dass das Objekt, das Gegenüber, vernichtet würde, oder als so provozierend, dass man von einem Gegenschlag des anderen selbst vernichtet würde. So ist also die Projektion hier eng verflochten mit dem zweiten Mechanismus der Kontaktunterbrechung, der Retroflektion.

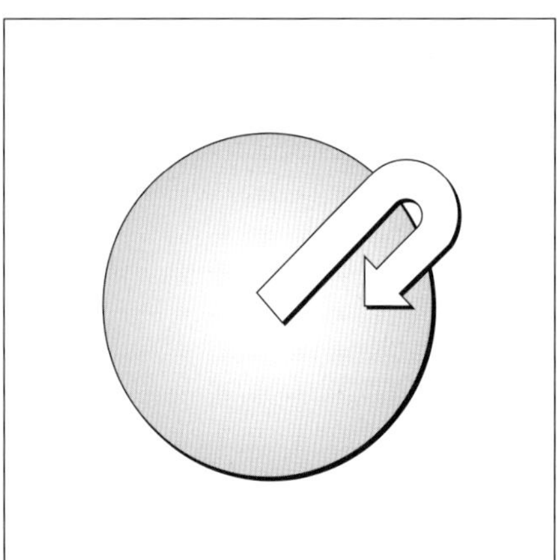

Abb. 22: Retroflektion
(© Dreitzel/Stelzer 2004)

Retroflektion: Man kann bereits von den Projektionen auf die Retroflektionen schließen – und umgekehrt. Retroflektion ist der psychische Mechanismus, durch den der leib-seelische Organismus seine auf die Umwelt gerichtete Energie umlenkt und auf sich selbst richtet. Schon in seinen frühen Schriften hat Perls, von dem dieser Begriff stammt, die drei Formen der Retroflektion unterschieden: Selbsthass, Selbstliebe, und Selbstkontrolle (vgl. *F. S. Perls: Das Ich, der Hunger und die Aggression. Die Anfänge der Gestalttherapie, Stuttgart 1978,* zuerst 1947).

Selbstkontrolle ist seit Beginn der Psychoanalyse ein zentrales und schwieriges Thema der Psychotherapie, denn hier geht um den Widerspruch zwischen den Triebansprüchen des individuellen Organismus und der zivilisatorischen Zügelung der Triebe durch die Gesellschaft. Die emanzipatorische Leistung der Psychoanalyse lag nicht zuletzt darin, dass sie darauf aufmerksam gemacht hat, wie sehr die gesellschaftliche Zurichtung des Individuums und die damit verbundene Triebunterdrückung zu neurotischen Charakterstrukturen führen kann. Wilhelm Reich, von dem Perls und Goodman viel gelernt haben, hatte dann in seiner *Charakteranalyse* herausgearbeitet, wie stark die Selbstkontrolle sich in Form von muskulären Verspannungen verkörpern kann. Perls und Goodman sprachen schließlich sogar von einer „Selbst-Eroberung" *(self-conquest)*, zu der die Menschen in der gegenwärtigen gesellschaftlichen Lage gezwungen seien. Das war Anfang der Fünfzigerjahre. Seit den Sechzigerjahren hat allerdings ein Prozess der Informalisierung der gesellschaftlichen Umgangsformen und Erziehungspraktiken eingesetzt, der inzwischen vor allem bei letzteren als Mangel an Grenzsetzungen problematisiert wird. Trotzdem ist Selbstkontrolle nach wie vor ein soziologisches Thema (vgl. *F. Guttandin/ D. Kamper: Selbstkontrolle – Dokumente zur Geschichte einer Obsession, Marburg u.a. 1982)* – und eine Quelle von Neurosen. Bioenergetische Beobachtungen in der Folge von Reich haben auch die Gestalttherapie zunehmend dafür sensibilisiert, die körperlichen Symptome dieser Form der Retroflektion als therapeutisches Problem zu erkennen: In der Reihenfolge steigender Intensität sind das: schwache, schlappe und ungelenke Haltungen und Bewegungen; dann körperliche Versteifungen und Verspannungen mit kalten oder gefühllosen Stellen am Körper; schließlich eine chronifizierte Verpanzerung des Körpers mit physiologischen Funktionsstörungen (vgl. *E. W. L. Smith: Retroflection – The forms of non-enctment; in: The Gestalt Journal, Spring 1986, 36ff.)*. Es gibt aber auch andere Weisen, wie wir uns selbst kontrollieren und unsere Energie neurotisch zurückhalten, nämlich mit Worten und beim Ausdruck von Gefühlen. Wenn ein Teilnehmer einer Therapiegruppe etwa sagt: „Ich habe vorhin gemerkt, dass ich beim letzten Treffen irgendwie etwas sauer auf dich war", dann lassen sich die verbalen Retroflektionen leicht erkennen. Schwieriger ist es zu spüren, das etwas *nicht* gesagt wird. Am häufigsten wird wohl ein klares, entschiedenes *Nein*, egal, in welcher Form es ausgedrückt wird, retroflektiert. Und im emotionalen Bereich sind m.E. Trauer und Freude die am meisten retroflektierten Gefühle.

Alle Formen der Retroflektion beruhen auf der eigentümlichen Doppelnatur des Menschen, der sowohl Körper ist, als auch seinen Körper hat, der sich quasi hinter sich selbst stellen kann, um sich selbst zu beurteilen und zu zügeln. Bei der Selbstkontrolle spaltet sich der Mensch in einen kontrollierenden und einen kontrollierten Teil (im Hippie-Jargon des späten Perls: top-dog und under-dog). Auch bei Selbsthass und Selbstliebe gibt es immer einen hassenden/liebenden und einen gehassten/geliebten Teil. Entscheidend für das Vorliegen von Retroflektion ist der Rückzug aus dem Kontakt mit dem Umfeld, wo sich das eigentlich gehasste oder geliebte Objekt befindet. Natürlich kann man sich auch über sich selbst ärgern (z.B. wenn man einen Fehler gemacht hat), und erst recht kann man sich selbst gern haben und mit sich selbst liebevoll umgehen – aber das ist keine Abwendung vom gefürchteten Kontakt mit dem anderen und darum auch keine Retroflektion. Der Begriff muss auf den Kontaktprozess im Organismus/Umwelt-Feld bezogen bleiben, sonst verliert er seine Schärfe.

Im *Selbsthass* wird der Mensch sich selbst zum schlimmsten Feind – weil er für sich selbst immer vorhanden und greifbar ist und in der Aggression gegen sich selbst weniger Angst erlebt. Merkwürdigerweise ist das selbst in der schlimmster Form der Autoaggression noch der Fall, wenn Menschen ihren eigenen Körper durch Stiche und Schnitte verletzen. Allerdings ist dies zugleich auch eine paradoxe Form Selbstliebe, denn diese Menschen suchen sich durch den selbst zugeführten Schmerz zu vergewissern, dass sie noch etwas spüren, ja überhaupt am Leben sind.

So ist die Retroflektion in der (neurotischen) *Selbstliebe* noch komplexer als in der Selbstkontrolle und dem Selbsthass: Einerseits ist wie beim Selbsthass das eigentlich gemeinte Objekt in der Umwelt ersetzt durch den sicheren und immer vorhandenen eigenen Organismus, andererseits gibt man sich auch die vom anderen ersehnte Zuwendung selbst. Nochmals sei daran erinnert, dass hier von einer Retroflektion nur dann die Rede sein kann, wenn das Gewahrsein fehlt und wenn Verdrängungen eine Rolle spielen. Natürlich gibt es mannigfaltige Formen der Selbstliebe, die zu den erwachsenen Funktionen der liebevollen Körperpflege und mentalen Hygiene gehören. Narzissus wurde wegen seiner Unfähigkeit, andere zu lieben, von den Göttern dazu verdammt, immer nur sich selbst zu lieben. Aber umgekehrt heißt es mit ebenso viel Recht, dass nur, wer sich selbst lieben könne, auch fähig sei, andere zu lieben. Alles, was in der Gestalttherapie unter dem Begriff „self support“ verstanden wird, sind wichtige Funktionen in den Kontaktprozessen des Organismus/Umwelt-Feldes und haben nichts mit Retroflektionen zu tun. Und dazu gehören auch Selbst-Zuwendungen, in denen der eigene Organismus als zweitbestes Objekt dient, weil das beste nicht vorhanden, nicht greifbar, nicht verfügbar ist.

Schließlich ist die Umwelt nicht ein unerschöpfliches Füllhorn von Befriedigungschancen, auf das man nur zugreifen müsste, sondern normalerweise sind ihre Ressourcen knapp und die Konkurrenz groß. Charakteristisch für alle Retroflektionen ist aber die Verweigerung jeden *Versuchs*, auf die Umwelt einzuwirken und sie so umzugestalten, dass sie die eigenen Bedürfnisse befriedigen könnte.

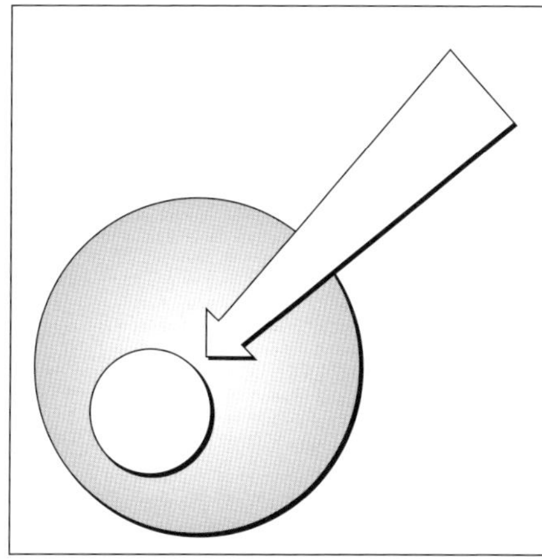

Abb. 23: Introjektion
(© Dreitzel/Stelzer 2004)

Introjektion: Diesem dritten Mechanismus der Kontaktunterbrechung wird in der Praxis oft zu wenig Beachtung geschenkt. Stattdessen ist viel von ihrem Resultat, den Introjekten, die Rede. Wie aber kommen Introjekte zustande? Indem das, was zerkleinert und zerkaut werden müsste, um assimiliert werden zu können, unzerkaut geschluckt wird – so die Antwort von Perls. Man „zieht sich etwas rein“, wie der plastische umgangsprachliche Ausdruck dafür lautet. In gewisser Weise beruht die Introjektion auf einer Retroflektion der Wahrnehmung sowie der muskulären und intellektuellen Anstrengungen, die es macht, sich etwas zu Eigen zu machen, also sich mit etwas auseinander zu setzen, etwas zu analysieren, etwas zu sichten oder zu sortieren, etwas zu überprüfen und abzuwägen, etwas zu bedenken und abzuschätzen, etwas zu diskutieren und abzusprechen, etwas auszuwählen und abzuschmecken. In jedem Fall verhält sich der Introjizierende passiv, setzt seine eigenen Kapazitäten nicht ein, sondern lässt sich von der Umwelt füttern und nimmt kritiklos an, was ihm geboten wird. Das kann, wenn das Introjizieren zu einer chronischen Haltung wird, zu einem angepassten, braven Verhalten führen.

In der Therapie kommt es darauf an, neben der unumgänglichen Bearbeitung der nun einmal vorhandenen Introjekte auch und vor allem dem Vorgang des Introjizierens Beachtung zu schenken. Hier gilt das Gleiche wir auch bei den anderen Kontaktunterbrechungen: Projektionen und Retrofektionen aufzulösen ist die eine Seite der gestalttherapeutischen Aufgabe, die andere ist, dem Patienten zum Gewahrsein zu verhelfen, wie er (hier und jetzt) projiziert oder retroflektiert. Das bedeutet, dass der Therapeut den Augenblick des Introjizierens erkennen und unmittelbar bearbeiten muss. Keine leichte Aufgabe. Am einfachsten wird es über die Bearbeitung des Sprechkontaktes gehen, wobei es um Fragen gehen könnte wie: *„Was hast du mich sagen hören? Wozu von dem, was ich eben gesagt habe, sagst du nein? Was erlebst du, wenn ich diese Meinung äußere oder dir diesen Vorschlag mache? Was, meinst du, spricht dafür und was dagegen? Brauchst du jetzt noch weitere Hinweise, Anleitungen etc. von mir?"* Auch sollte ein vorschnelles „Danke" des Patienten problematisiert werden, denn das steht oft nur für einen Punkt nach einem vorschnellen mentalen Schluck- statt Kau-Vorgang. Auch hilft es, den Patienten nahe zu legen, dass sie das vom Therapeuten Gehörte auf lange Zeit immer nur mit seinem Namen verbunden wiedergeben mögen: *„Herr XYZ hat die Meinung geäußert ... XYZ hat neulich gesagt ... Mein Therapeut ist der Auffassung ..."*

Etwas anderes ist die Arbeit an der Auflösung von Introjekten. Nicht alle Introjekte sind gleich introjizierte Grunderfahrungen und nicht alle stammen aus der Kindheit. In jeder Therapie- oder Ausbildungsgruppe z.B., die über einen längeren Zeitraum zusammenbleibt, lässt sich das Entstehen von Introjekten beobachten, die oft durch eine bestimmte Insidersprache auffallen („Ich merke, dass ich jetzt wütend werde ...").

Gordon Wheeler schildert (mit anderem theoretischen Interesse) einen besonders markanten Fall anhand seiner Erfahrungen mit einer französischen Gestalt-Ausbildungsgruppe: „Die Struktur des Gruppengrundes [...] war von der Art, daß nur Figuren der Selbstunterstützung und der Differenzierung auftauchen durften, während jene des Sorgens, der nährenden Unterstützung oder auch der Erforschung von anderen oder der Gruppe als Ganzes durch Lächerlich-Machen, klinische Etikettierung und andere Angriffe aktiv entmutigt wurden. Fragen waren selbstverständlich offiziell tabu (weil z.B. eine Frage darüber zu stellen, was jemand meinte oder wie er oder sie sich fühlte, ‚nicht >Gestalt<' sei) [...] Kurz gesagt, und ohne spitzfindig zu sein, war das, was ich wahrnahm, ein System, das ein ‚Gestalt-Trauma' hatte und das ging bis zu einem Punkt, an dem jede Figur, die nicht mit einer Karikatur der Auffassung von Autonomie des späten Perls übereinstimmte, einen feigen und gefährlichen Zusammenbruch im Sinne unreifer Abhängigkeit darstellte." *(Kontakt und Widerstand – Ein neuer Zugang zur Gestalttherapie, Köln 1993, 193)*
Solche Introjekte haben oft den Charakter von fraglos akzeptierten Regeln. Auf der kognitiven Ebene lassen sich allerdings diese Introjekte nicht auflösen; es reicht nicht, sie zu benennen, nach ihre Herkunft zu fragen oder ihre Irrationalität nachzuweisen.

Es gibt auch Introjekte, deren Inhalt man vernünftigerweise zustimmen muss. So hatte z.B. eine Patientin von ihrer Mutter die Mahnung introjiziert „Du musst immer darauf achten, gesund zu leben!" Ein guter Ratschlag, sollte man denken, aber introjiziert als eine „Du musst immer"-Regel sorgte er bei dieser Patientin in einer Kultur, in der Naturkost, Bio-Kosmetika, Fitness-Programme und Wellness-Zentren einen wesentlichen Teil des Konsumangebots ausmachen, zu einem sehr anstrengenden, und insofern ungesunden Leben: Statt einfach auf den Körper zu hören und mit einiger Achtsamkeit zu essen, lebte diese Patientin unter dem ständigen Druck, es auch richtig zu machen mit dem Achten auf die Gesundheit.

Vielmehr muss die hemmende Wirkung der Introjekte in der Therapie selbst erlebt und erfahren werden, und das gelingt am besten, wenn der Therapeut mit der Sabotage an den Introjekten arbeitet. Denn jedes Introjekt wird immer wieder auch sabotiert, umgangen, ausgehöhlt, durchbrochen, unbeachtet gelassen, einfach, weil Introjekte lebensfeindlich sind und sich die Lebensenergie, der *élan vitale*, immer mal wieder durchsetzt. Unbewusst sorgt der Leistungsbesessene immer wieder mal für sein Scheitern, wird der Biokost-Anhänger sich gelegentlich bei einer Currywurst „ertappen" und der Ordnungsliebende „versehentlich" ein Chaos anrichten. Oft sind diese Sabotagen unbewusst, meistens sind sie heimlich, immer folgen ihnen Gewissensbisse (hier: neurotische Schuldgefühle), die aber nicht von der Wiederholung abhalten.

Denn der Lebensfluss setzt sich durch, und die damit verbundene Lust wird sofort deutlich, wenn der Patient (ohne sie als solche zu erkennen) von einer derartigen Sabotage berichtet, der Therapeut ihn auffordert, mehr davon zu erzählen oder gar, es absichtsvoll zu wiederholen: Eine klammheimliche Freude deutet sich an und bricht sich mimetisch Bahn, sobald darauf aufmerksam gemacht wird. Nun erlebt der Patient die Lust an der fließenden Lebensenergie und damit zugleich die Unlust, das Beklemmende und Drückende, am Introjekt.

Prinzipiell muss die Therapie der Introjekte deren Sabotage unterstützen. Manchmal muss das allerdings eher symbolisch geschehen, weil manche Sabotagen sozial schwer akzeptabel und gelegentlich auch ernsthaft schädlich sind. Aber das ist keineswegs immer der Fall, und überdies bleibt es ja nicht bei den Sabotagen, denn diese sind ja nur das Pendant zum Introjekt.

Wenn die Sabotagen voller Vitalität und Bewusstheit erlebt werden, lösen sich die Introjekte von allein auf, und der Pendelschlag zwischen dem Introjekt und seiner Sabotage wird schwächer und kommt schließlich in der Mitte kreativer Anpassungen zur Ruhe.

3. Konfluenz und Narzissmus an der Kontaktgrenze

Es wurde bereits erwähnt, dass von den ursprünglich fünf Mechanismen der Kontaktunterbrechung zwei, nämlich Konfluenz und Egotismus, nicht auf der gleichen logischen Ebene liegen wie die anderen drei: Während diese eher Zustände beschreiben, beziehen sich jene auf Prozesse. Allerdings ist diese Unterscheidung relativ: Zustände sind einfach nur langsamere Prozesse. Aber es geht nicht nur um die Zeitlichkeit, sondern vor allem darum, dass diese beiden neurotischen Mechanismen die zwei strukturellen Eigenschaften oder Qualitäten der Kontaktgrenze selbst beeinträchtigen, nämlich ihre energetische Aufladung und ihre relative Durchlässigkeit. Schauen wir noch einmal auf das Kontaktprozess-Modell: Vor Beginn des Prozesses ist an der Kontaktgrenze wenig Energie, der Organismus befindet sich in relativer Ruhe. Dann taucht ein Bedürfnis auf und sogleich beginnt die Energie anzusteigen. Nach dem Vorkontakt wendet
(1) sich der leib-seelische Organismus nach außen in das Umfeld jenseits des Körpers, und diese Hinwendung zur und Auseinandersetzung mit der Umwelt auf der Suche nach Bedürfnisbefriedigung mobilisiert immer mehr Energie im Organismus/Umwelt-Feld. Gleichzeitig wird die Kontaktgrenze, die ursprünglich so durchlässig war, dass Organismus und Umfeld als nicht sehr klar getrennt erlebt wurden, nun immer undurchlässiger. Dann ist das Ziel erreicht, und in der Lust des Vollen Kontakts erreicht die energetische Aufladung des Selbst ihren Höhepunkt. Zugleich aber wird an diesem Punkt die Kontaktgrenze wieder ganz und gar durchlässig, es kommt zu einer vorübergehenden Verschmelzung von Subjekt und Objekt. Im Nachkontakt fällt die Energie dann allmählich wieder ab und die Kontaktgrenze wird wieder klar erlebt, wenn auch nicht so betont undurchlässig wie in der zweiten Phase des Kontaktprozesses.

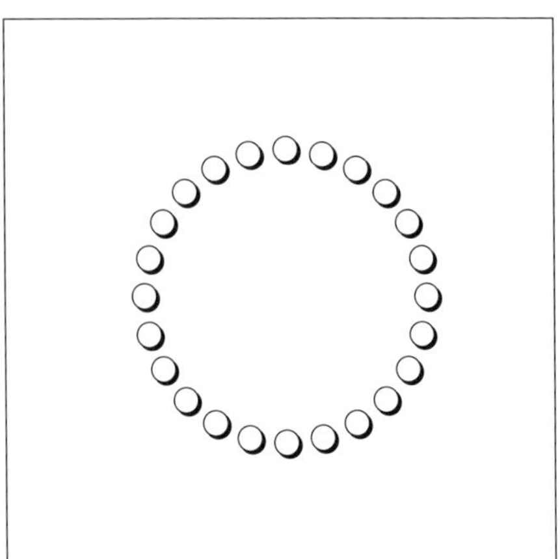

Abb. 24: Konfluenz
(© Dreitzel/Stelzer 2004)

Konfluenz ist nun ein Zustand, in dem der ganze Prozess, wenn überhaupt, dann nur mühsam und zähflüssig, in Gang kommt. Konfluenz manifestiert sich in einer energetischen Schwäche des Organismus/Umwelt-Feldes: Weder fließt viel Energie vom leib-seelischen Organismus ins Feld, noch wird dort viel

Energie wahrgenommen, die stimulierend zurückfließen könnte. Die Bedürfnisse werden, wenn überhaupt, nur schwach und diffus erlebt und können den Kontaktprozess nicht recht vorantreiben. Und damit bleibt auch die Kontaktgrenze durchlässig und wenig ausgeprägt. Der eigentliche Ort der Konfluenz im Kontaktprozess ist also der Vorkontakt, und bei dem bleibt es dann auch manchmal. Sonst aber wird der ganze Kontaktprozess mit beeinträchtigt, Konfluenz legt sich wie Mehltau über alle Ich-Funktionen und die Kontaktgrenze bleibt durchgehend unscharf. Konfluenz, wörtlich das Zusammenfließen, hier von Organismus und Umwelt, ist das Resultat einer meist chronischen Schwäche des leib-seelischen Organismus bei der Ausbildung energiereicher und klar ausgeprägter Kontaktgrenzen. Sie drückt sich zunächst in einem Mangel an Gespür für die eigenen Bedürfnisse und einer Unfähigkeit aus, sie zu artikulieren, und später in einer pathologischen Scheu vor den aggressiven Funktionen im Kontaktprozess. Bei leichter Konfluenz wird man auf Harmoniesucht und eine Neigung stoßen, immer wieder von „wir" statt von „ich" zu sprechen. In schweren Fällen kann der Kontakt zur Umwelt völlig in die Fantasie verlegt werden, wie bei starken schizoiden Störungen, denn mit dem eigenen Gespenstern kann man am leichtesten konfluent sein.

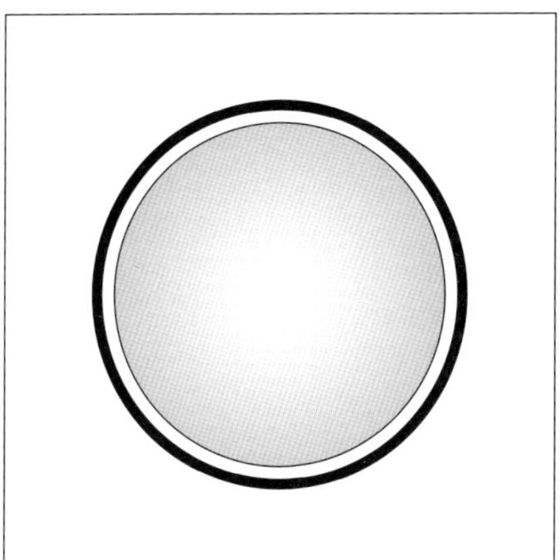

Abb. 25: Egotismus
(© Dreitzel/Stelzer 2004)

Für die der Konfluenz entgegengesetzte Störung haben Perls und Goodman den etwas unglücklich gewählten und auch bei Gestalttherapeuten ungeliebten Begriff **Egotismus** eingeführt. Hier wird das Selbst an der Schwelle zum Vollen Kontakt im dem Zustand fixiert, in dem es sich dort gerade befindet, nämlich mit hoher Energie und undurchlässiger Kontaktgrenze.
Es handelt sich um die Unfähigkeit oder geschwächte Fähigkeit, sich in den Vollen Kontakt fallen zu lassen und sich dem gefundenen Objekt hinzugeben. Denn damit wäre auch ein Zurücklassen aller absichtsvollen, zielgerichteten Ich-Funktionen verbunden, die hier, wo man ans Ziel gelangt ist, nicht mehr gebraucht werden – und das wird als Kontrollverlust erlebt. Auch hier geht es um eine chronische Beeinträchtigung einer zentralen Eigenschaft der Kontaktgrenze, der nämlich, dass sie im Vollen Kontakt vorübergehend völlig durchlässig wird, und auch hier wird der *gesam-*

te Kontaktprozess davon berührt: Schon der Vorkontakt ist meist zu selbstbestimmt, in der zweiten Kontaktphase werden die aggressiven Funktionen überbetont, und dann kommt es zur Retroflektion des Loslassens am Rande des Vollen Kontakts, was schließlich zu einem Mangel an wirklicher Befriedigung führt, weshalb schließlich der Nachkontakt oft vorschnell beendet wird.

Im Folgenden wird durchgängig der Begriff **Narzissmus** an Stelle von Egotismus benutzt. Egotismus hat sich als Begriff nie durchgesetzt; tatsächlich meint er etwas, das in der herrschenden klinischen Terminologie als Narzissmus bezeichnet wird.

Konfluenz und gravierender Narzissmus sind also Störungen der Kontaktgrenze, die den gesamten Kontaktprozess negativ beeinflussen und die in der Regel chronifiziert sind, d.h. mehr oder weniger alle Kontaktprozesse eines Menschen beeinträchtigen. Die Chronifizierung beruht, wie wir noch sehen werden, auf ihrer Entstehung aus Frühen Störungen (dazu s.u. Kap. IV.9).

Narzissmus ist ein psychoanalytischer Begriff, der von Narkissos
abgeleitet ist, jenem Jüngling der griechischen Mythologie, der sich in
15 sein eigenes Spiegelbild verliebte und daraufhin niemals mehr jemand
anderes lieben konnte. Er meint eine Problematik, die durch ein unrea-
17 listisch übersteigertes oder entwertendes Selbstbild entsteht: Grandiosität
verbunden mit einer kalten, den Selbstwert des anderen missachtenden
6a Beziehung zu Mitmenschen wechselt ab mit einem schwachen Selbst-
wertgefühl, das mit Scham verbunden ist. Nicht nur die tiefenpsychologische, sondern auch die gestalttherapeutische Literatur zum Narzissmus zeichnet ein vielgestaltiges und ziemlich verwirrendes Bild von narzisstischen Störungsbildern, auf das ich hier nicht eingehe.

Näheres zum gestalttherapeutischen Umgang mit dem Begriff des Narzissmus und mit narzisstischen Störungen ist am besten dem Handbuch für Gestalttherapie, hg. von R. Fuhr, M. Sreckovic und M .Gremmler-Fuhr zu entnehmen. Darin besonders der Aufsatz von *Elisabeth Salem, Gestalttherapie und narzistische Störungen, S. 733-746*.

Narzisstische Störungen können sich als einzelne narzisstischen Prozesse zeigen oder – sehr viel gravierender – als durchgehende Angst vor Autonomieverlust (mit den entsprechenden Persönlichkeitsfunktionstörungen besonders bei den Problemkontexten „Tod" und „Freiheit" (in der tiefenpsychologischen Literatur: narzisstische Persönlichkeits- oder Charakterstörungen) Vgl. IV,7.

Abb. 26: Definition: Narzissmus (© Dreitzel/Stelzer 2004)

IV. Erläuterungen zum diagnostischen Feldatlas

1. Reaktionsbildungen: individuelle Eigenheiten und emotionale Fixierungen ③ ④

Reaktionsbildungen sind beobachtbare Verhaltensweisen, in denen der Charakter und die Eigentümlichkeiten eines Menschen zum Ausdruck kommen. Sie sind die liebenswürdigen oder ärgerlichen Eigenheiten, die uns am anderen auffallen, für die wir ihn mögen oder mit denen er uns auf die Nerven geht. Sie sind einem wenig bis gar nicht bewusst, sodass wir oft erstaunt und ungläubig oder gar gekränkt sind, wenn andere uns einmal spiegeln oder uns einfach sagen, womit wir sie nerven. Oft sind wir angezogen oder abgestoßen von irgendwelchen Eigentümlichkeiten, die ein Mensch in seinem Verhalten an den Tag legt. Gar nicht selten sind es sogar dieselben Eigenheiten, die wir in einer Beziehung anfangs so anziehend fanden, die uns auf die Dauer belasten.

Für die Therapie aber sind es weniger diese zwischenmenschlichen Wirkungen als vielmehr ihre psychologische Funktion, die die Reaktionsbildungen so wichtig machen. Denn die Reaktionsbildungen dienen dazu, Erregungsangst im Kontaktprozess aus dem Erleben zu löschen: Erst wird der Organismus durch ein Bedürfnis bzw. durch einen Stimulus erregt, dann wird diese Erregung (aus neurotischen Gründen) gehemmt; diese Hemmung aber geschieht durch eine Einengung und Beklemmung des durch die Erregung gesteigerten Atemflusses, was wiederum ein unbestimmtes Angstgefühl auslöst, das sehr unangenehm ist. Das Erleben dieser Erregungsangst wird dann gewohnheitsmäßig durch bestimmte Verhaltenswiesen unterdrückt, die sich dafür biografisch besonders bewährt haben.

„Reaktionsbildung ist das Vermeiden der Angst vor dem drohenden Zusammenbruch der Verdrängung (infolge Anwachsens der gehemmten Erregung oder infolge Lockerung der Hemmung) sowohl durch weitere Bemühungen, die Erregungen oder die Versuchungen dazu zu vernichten, als auch durch die Verstärkung der Hemmung. **Die Verdrängung vermeidet die Erregung, die Reaktionsbildung vermeidet die Angst der gedrosselten Erregung** – denn diese Angst-Erregung erscheint als noch gefährlicher als die ursprüngliche Erregung.“ (PHG, 237 [Hervorhebung Dreitzel]).

Prinzipiell kann jedes Verhalten zur Reaktionsbildung werden. Man erkennt diese daran, dass sie nicht nur häufig bei einem Menschen zu beobachten sind, sondern auch zu unpassenden Gelegenheiten auftreten, also an ihrer Unstimmigkeit im jeweiligen Organismus/Umwelt-Feld. Perls und Goodman unterscheiden zwei Arten von Reaktionsbildungen und geben für sie erste Beispiele an:

„Für das Vernichten der Erregung oder des Verführungsreizes [...] Vermeidung, Ekel, Trotz, Snobismus und moralische Verurteilung [...] für das Verstärken der Hemmung [...] Selbstgerechtigkeit, Dickköpfigkeit, willentliche Dummheit und Stolz." (PHG, 237)

Einige Reaktionsbildungen sorgen also dafür, dass die Erregung bzw. der Stimulus und damit die Angst vermindert wird, andere lösen das Problem der Angstminderung durch eine Verstärkung der Hemmung.

Darüber hinaus lassen sich die emotionalen von den ideosynkratischen Reaktionsbildungen unterscheiden. **Emotionale Reaktionsbildungen** entstehen aus Gefühlen, die als Kontaktgefühle nicht ausgelebt werden konnten. Und da alle Menschen das gleiche emotionale Sensorium haben, wenngleich auch mehr oder weniger differenziert ausgebildet, sind diese Reaktionsbildungen als Charakterzüge weit verbreitet.

3 **Typ 1:** Jedes Kind durchläuft z.B. eine Trotzphase in seiner Kindheit und deshalb bleibt Trotz, d.h. gebremste Wut, im Repertoire der Reaktionsbildungen eines jeden Menschen, obwohl er sich nur bei einigen dauerhaft zur Angstvermeidung bewährt hat. In den emotionalen Reaktionsbildungen sind die Kontaktgefühle wie versteinert, sodass sie ihre ursprüngliche handlungsleitende Kraft verloren haben. Wer sich ständig Sorgen macht, kann die Furcht vor konkreter Bedrohung gar nicht spüren und erst recht nicht die im Sich-Sorgen-Machen vermiedene Neugier. Mit Arroganz, Stolz und Hochnäsigkeit werden Gefühle der Unsicherheit, der Scheu und des Berührtseins verhüllt, und hinter dem coolen Habitus verbergen sich meist Gefühle des Verletztseins und der Scham. In Ressentiments, Zynismus, chronischer Entrüstung und ständigem Sich-Empören ist die Wut versteinert, die nicht ausgedrückt werden konnte oder immer vergeblich geblieben ist. Bei Eifersucht kann es neurotisch um unausgedrückte Wut oder um ein verletztes Selbstbild oder um Verlassenheitsängste gehen, wobei es eben diese uneingestandenen Gefühle sind, die dazu führen, dass das Verhalten suchtartigen Charakter annimmt. Dann erst wird Eifersucht zu einer Leidenschaft, die mit Eifer sucht, was Leiden schafft, wie das geniale Sprichwort sagt. Schließlich gibt es Menschen, die ständig jammern,

und solche, die immerfort zu heulen anfangen – zuweilen sind es die gleichen. Im Jammern ist der Ärger festgefahren, der nicht ausgedrückt werden konnte oder sonst nicht zum Zuge kam. Und im emotionslosen Weinen ist eine urmenschliche Ausdrucksform zur Reaktionsbildung geworden. Das lässt sich genau hören und spüren: Manchmal bleiben wir merkwürdig unberührt, auch wenn jemand lauthals weint; ein andermal sind wir von einer einzigen Träne oder einem einzigen Schluchzer sofort berührt. Sind wir nicht oder wenig berührt, spricht einiges dafür, dass es sich um eine Reaktionsbildung handelt, hinter der oft Wut steckt.

Typ 2: Bisher war die Rede von emotionalen Reaktionsbildungen, die die Hemmung verstärken. Es gibt auch solche, die die Erregung mindern oder ganz auslöschen. Sentimentalisieren z.B. ist ein häufiges Hineingehen in leichte, seichte und weiche Gefühle, wobei es bei manchen auch immer wieder zu Tränen kommt. Durch Sentimentalität werden in der Regel aggressive Gefühle vermieden, sodass es sofort zu Gefühlen des Vollen Kontakts – Liebe, Freude, Trauer – kommt, allerdings in ihrer seichten verkitschten Form.

Mit Albernheit werden Spannungen überbrückt, die – nicht nur bei Teenagern – erotischer Natur sein können, aber nicht müssen.

Durch neurotischen Ekel verkehrt sich der Aufforderungswert einer Speise oder eines erotischen Geruchs in sein Gegenteil, etwas Abstoßendes. Vermieden wird ein Vorkontakt-Gefühl wie Neugier oder sexuelle Anziehung. (Es gibt auch nicht-neurotischen Ekel, den alle Menschen nach Ablauf der frühen Kindheit gegenüber körperlichen Ausscheidungen und gegenüber Verfaultem, Verdorbenem empfinden. Dieser Ekel hat natürlich Überlebensfunktion.)

Durch ständiges Meckern („Überall ein Haar in der Suppe finden") wird m.E. hauptsächlich Freude unterdrückt, das wahrscheinlich am häufigsten vermiedene Gefühl in unserer Kultur. Der Grund dafür liegt in der Angst vor dem Loslassen der Bewegungsimpulse und der Hingabe an den Augenblick, die zum Ausdruck der Freude gehören.

Auch eine so wichtige und schöne emotionale Haltung wie Mütterlichkeit kann zur Reaktionsbildung werden, wenn sie in überprotektiver Betulichkeit alle Regungen ihres Opfers im Keim erstickt – meist stehen Verlassenheitsängste dahinter. Dass sich diese Reaktionsbildung in den helfenden Berufen zum so genannten Helfersyndrom ausweiten können, ist durch die Arbeit von Wolfgang Schmidbauer zum Allgemeingut geworden.

Auch die Stimme selbst kann hier zum Träger der Reaktionsbildung werden. Eine monotone Stimme legt quasi einen Grauschleier über das gesamte Organismus/Umwelt-Feld und dämpft damit erst einmal jeden Stimulus. Eine gleichmäßig dröhnende Stimme leistet das gleiche. Aber auch eine kindliche Stimme bei Frauen oder eine leise heisere Stimme bei Männern unterdrücken alles Aufregende im Feld, aber nicht durch einen Grauschleier, sondern eher durch eine Verniedlichung und Verzauberung der Realität.

Diesen emotionalen Reaktionsbildungen stehen die individuellen Eigenheiten gegenüber, Idiosynkrasien, persönliche Eigenheiten, die manchmal Schwächen, manchmal aber auch Stärken sind, immer aber, sofern sie Reaktionsbildungen sind, der Abwehr von Erregungsangst dienen.

3 **Typ 3:** Als Verstärkung der Hemmung, des Schutzwalls gegen alles Neue und darum Aufregende, fungiert natürlich was wir Halsstarrigkeit nennen, auch Dickköpfigkeit und Sturheit, der feste Wille, sich hier nicht weg zu rühren, diese Position nicht aufzugeben, dieses Feld nicht zu räumen. Das ist natürlich eine große Fähigkeit, wenn es um Verteidigenswertes geht; wenn sie aber nur zum Schutz der Verdrängungsleistung eingesetzt wird, behindert sie als Lernunfähigkeit das Leben und sein Wachstum.

Die Verstärkung der Hemmung kann auch durch vorschnelle Ablehnung oder negative Bewertung erreicht werden: Immer erst mal Nein sagen, ständiges Widersprechen sowie immer alles gleich bewerten zu müssen, sind Vermeidungen eines normalen, klaren, entschiedenen Neins. Bei manchen Menschen könnte man meinen, sie hätten den Grundsatz Angriff ist die beste Verteidigung verinnerlicht. Sie nehmen grundsätzlich erst einmal eine feindselige Haltung ein oder sie poltern bei jeder Gelegenheit gleich los, oder ihre Stimme hat fast permanent einen drohenden Unterton. Aber hier gilt die Beobachtung, dass Hunde, die viel bellen, nicht beißen, denn zum eigentlichen Angriff, der auf die Zerstörung vorgefundener Gestalten hinaus will, oder zum entschiedenen, klar abgrenzenden Nein in der konkreten Situation kommt es kaum je, weil diese Reaktionsbildungen aus der Angst, überfahren zu werden, und dem Bedürfnis nach mehr Zeit entspringen.

3 **Typ 4:** Schließlich gibt es auch charakterliche Eigenheiten, die dazu dienen, die Erregung zu *dämpfen* und damit die Erregungsangst aus dem Gewahrsein zu löschen. Da gibt es zunächst die Möglichkeit, die Erregung in ungefährliche Bahnen umzulenken und abzuführen, z.B. durch nervöses Rauchen oder scheinbar ungeduldiges Tippen mit dem Fuß auf den Boden oder Wippen mit dem übergeschlagenen Bein; bei Langhaarigen kann es sein, dass sie sich ständig das Haar aus dem Gesicht wischen; auch Hüsteln, Räuspern, nervöses Kichern und ständiges Blödeln gehören hierher. Dann gibt es Menschen, die verbal alles herunterspielen oder gar verleugnen, oder die das Gleiche mimetisch durch ein chronifiziertes Lächeln zu

erreichen suchen oder gar dadurch, dass sie ständig witzig sein müssen. Eine etwas schwerer zu durchschauende Strategie zur Dämpfung der Erregung ist dagegen das Verallgemeinern. Das fängt scheinbar harmlos an mit dem „man", das an die Stelle des „ich" tritt (z.B.: „Man gönnt sich ja nichts" statt: „Ich will jetzt ..., obwohl ich weiß, dass ..."), bzw. durch passive Konstruktionen („Es gibt da einen Satz in mir ..." statt: „Ich meine, dass ..." o.Ä.); und das steigert sich in allgemeinen Sprüchen („Wir müssen halt alle ran ..."), die schließlich auch Zitate von Sprichwortgut des Volksmundes sein können („Ohne Fleiß kein Preis", „Was auf den Tisch kommt, wird gegessen").

Ein besonderes Gebiet der Reaktionsbildungen sind die **Zwangshandlungen und die Zwangsgedanken.** Sie werden zumeist unbewusst zur Dämpfung von Erregungszuständen eingesetzt, deren eigentlicher Ort und deren Herkunft dem Betroffenen unklar bleibt, und die in der Regel mit dem Inhalt der Handlung (z.B. ständiges Händewaschen) oder der Gedanken (z.B. der Vorstellung, jemanden plötzlich würgen zu müssen) nichts zu tun haben. Nahezu jeder Mensch kennt harmlose kleine Zwangshandlungen, wie z.B. immer wieder ein unsichtbares Stäubchen vom Kleid zu wischen, oder sinnlose Hirntätigkeiten wie das unnütze Zählen von irgendetwas Zählbarem im Wahrnehmungsfeld oder der sich festfressende musikalische Ohrwurm einer Schlagermelodie. Viele Reaktionsbildungen sind normale Notstandsreaktionen auf die vielen kleinen Gefährdungen des Körpers und der Seele, denen wir im Alltag ausgesetzt sind. Aber Zwangsgedanken und noch mehr Zwangshandlungen können so stark werden, dass sie das ganze Leben zu überwuchern beginnen, bis sich schließlich die ganze Organisation des Lebens nach ihnen richtet.

Ich kannte in New York einen Mann, der zu meinen eineinhalbstündigen Vorlesungen immer erst nach einer Stunde endgültig eintraf, weil er, angekommen im Vorraum der Universität, von der Angst überwältigt wurde, zuhause nicht abgeschlossen zu haben, und nun mit der U-Bahn zurückmusste. Der gleiche Mann hat übrigens dreißig Jahre (!) an seiner Doktorarbeit gesessen und sie dann doch noch erfolgreich abgeschlossen.

Die Differenzierung der Reaktionsbildungen nach ihrer die Hemmung verstärkenden oder die Erregung dämpfenden Wirkung sowie nach der in ihnen enthalten Emotionalität hat einen praktischen Sinn. Je nachdem nämlich, zu welchem Typ eine bestimmte Reaktionsbildung gehört, sind verschiedene therapeutische Strategien am ehesten Erfolg versprechend. Und Erfolg heißt hier – wie immer in der Gestalttherapie – erhöhte Bewusstheit, gesteigertes Gewahrsein. Wenn eine Reaktionsbildung einmal bewusst geworden ist, wenn wir zunächst in der Therapie spüren und erleben, wie wir uns quasi automatisch verhalten, wenn eine neue Anforderung auf uns zukommt oder wir in eine leicht kritische Situation geraten, dann verliert die Reaktionsbildung allmählich ihre Funktion, die Erregungsangst zu dämpfen oder auszulöschen, d.h. wir bekommen es erneut mit der Angst zu tun. An dieser Stelle braucht der Patient die Unterstützung; er sollte sich sicher fühlen mit seinem Therapeuten und in dem Setting und er braucht einen tieferen Atem, denn die Erregungsangst hemmt und beengt das Atmen. Oft wird der Patient zu einer anderen ihm vertrauten Reaktionsbildung greifen, die dann ebenfalls bearbeitet werden muss. Irgendwann aber wird die nun freigesetzte Erregung in einen neurotischen Prozess eingehen, der nun die Verdrängung schützt und stützt, und die Therapie kann auf einer neuen Ebene fortgesetzt und vertieft werden.

Die Frage, welche therapeutischen Interventionen und Techniken dem Patienten dabei helfen, seine Reaktionsbildungen ins Gewahrsein zu bringen, ist auf jeden Fall eine Herausforderung an die Kreativität des Therapeuten. Es gibt aber auch klassische Vorgehensweisen. Dazu gehört vor allem die Aufforderung, zu **verstärken** oder zu **unterlassen** bzw. sich die Unterlassung nur vorzustellen. **Bei Typ 1** kann die Verstärkung der Hemmung durch die Reaktionsbildung nochmals und nunmehr bewusst und absichtsvoll verstärkt werden. Der Patient kann also aufgeordert werden, sich noch arroganter, hochnäsiger oder cooler zu benehmen oder bei jedem Gedanken, den er äußert, eine Sorge dazu zu formulieren oder noch viel mehr zu jammern. Für diese Arbeit sind Gruppen oft sehr hilfreich, aber sie sollten immer nur innerhalb des therapeutischen Settings angewandt werden, denn der Patient wird sich damit nicht unbedingt beliebt machen. Bei manchen Reaktionsbildungen sind Verstärkungen auch nicht sinnvoll. Es hat z.B. wenig Sinn, jemanden aufzufordern, noch mehr zu weinen. Vielmehr ist es hier wichtig zu sagen: „Lass die Tränen laufen, aber sprich mit Stimme!“, damit der Patient seine Ich-Funktionen zurückgewinnen kann.

Wenn die Reaktionsbildungen eher dazu dienen. die Erregung zu dämpfen als die Hemmung zu verstärken, wie bei **Typ 2**, ist für die Bewusstwerdung meist die absichtsvolle Unterlassung geeigneter als eine Verstärkung und Übertreibung des Verhaltens. Der Therapeut muss dabei aber konsequent und streng kontrollieren, d.h. den Patienten stoppen, wenn er wieder in sein gewohntes Muster verfällt – und, sehr wichtig, ihm dann jeweils genügend Zeit lassen, um zu spüren, was er ohne dieses Verhaltensmuster erlebt. Die wichtige **Arbeit mit der Stimme** ist oft langwierig, weil sie ganz besonders ein fester und scheinbar unveränderbarer Bestandteil unseres

Charakters ist. Ein Sonderfall ist die Dummheit, mit der man plötzlich geschlagen ist, und die nicht eigentlich eine „willentliches" Sich-dumm-Stellen ist, wie PHG meinten – aber sie war es einmal. Jedes Kind nämlich entdeckt irgendwann, welche Vorzüge es haben kann, so zu tun, als verstünde man nicht, was die Erwachsenen sagen, obwohl man sehr gut versteht. Nur sind derartige Lügen eben am überzeugendsten, wenn man sie selbst glaubt. Und da ist das kindliche Gehirn sehr flexibel. Nach meiner Beobachtung ist die plötzliche Dummheit, wenn alle in der Gruppe verstanden haben, nur der Betroffene nicht, eine Reaktionsbildung, die nur in leicht regressiven Zuständen vorkommt, also z.B. bei Schülern, Studenten und Patienten. Es hilft hier weder Verstärkung noch Unterlassung, sondern nur die Arbeit an der Stärkung des Erwachsenen-Ichs des Patienten.

Auch bei **Typ 3** ist die Aufforderung, das entsprechende Verhalten einfach einmal zu unterlassen, meist hilfreicher. Wie hört sich eine Geschichte ohne Dramatisierung an? Was erlebt der Patient, wenn er erst einmal zuhört, ohne gleich zu bewerten oder sofort nein zu sagen? Was erlebt der Patient, wenn er einen Tatbestand oder eine Begebenheit ohne Entrüstung oder Empörung erzählt? Auch chronische Entrüstung und ein allzu großes Empörungspotenzial sind Verhaltensweisen, in denen der Ärger und die Wut, die in den immer abstrakter werdenden Gesellschaftszusammenhängen oft auch kein konkretes Gegenüber mehr finden können, zur sauren Milch der Reaktionsbildungen geronnen sind. (Allerdings muss der Therapeut darauf achten, dass nicht mehr von der Energie des Patienten in die Mühe des Unterlassens fließt als in die Steigerung des Gewahrseins.)
Bei Dickköpfigkeit allerdings wird die Strategie des Unterlassens meist versagen. Hier gilt es zunächst zu benennen und an der Stelle festzuhalten: „Bleib bei deiner Dickköpfigkeit!" Später kann man dann mit etwas Körperarbeit weiter kommen: Eine Lockerung des verkrampften Halses, eine Veränderung der starren Sitzhaltung können schon erhebliche Wirkung zeitigen. Wie erlebt sich der Patient nun, welche Sätze passen zu der alten, welche zu der veränderten Haltung, etc.

Die Arbeit mit **Typ 4** dagegen ist komplexer. Bei einigen Reaktionsbildungen dieses Typs ist Unterlassen manchmal eine mögliche Strategie. Bei chronischem Lächeln beispielsweise hilft schon die wiederholte Aufforderung, mal etwas ohne Lächeln zu sagen. Auch kann die Energieumlenkung und -abfuhr in ein nervöses Verhalten oft gestoppt werden, obwohl das manchmal nicht leicht ist, weil es sich um eingefahrene, zum Teil geradezu eingefleischte Gewohnheiten handelt. So wird man einen nervösen Tick im Gesicht ebenso wenig einfach unterlassen können, wie man ein nervöses Räuspern nicht einfach abstellen kann. In solchen wie in anderen Fällen dieses Typs hilft nur, immer wieder die Situation zu vergegenwärtigen, in welcher die Reaktionsbildung aufgetreten ist, in der Hoffnung, irgendwann den eigentlichen Auslöser ausfindig zu machen. Das gilt auch ganz besonders bei den Zwangsgedanken und den Zwangshandlungen, zu dem auch das Immer-witzig-sein-Müssen und das Blödeln gehören. Auch hier gilt der Grundsatz, dass die Störung nicht im Symptom, sondern im Hintergrund zu suchen ist: Es geht beim Waschzwang nicht um Sauberkeit und beim Zählzwang nicht um die Anzahl des Gezählten. Es muss vielmehr gemeinsam herausgefunden werden, was eigentlich die Erregung ist, die durch den Zwang so effektiv überdeckt wird.

Bei einem Arzt in Ausbildungstherapie stellte sich heraus, dass er regelmäßig Warenhausdiebstähle beging, wobei er nicht an Kleinigkeiten interessiert war, sondern an Fotoapparaten, Videoanlagen und dergleichen mehr. Ich habe ihn nicht aufgefordert, dieses ihn in höchstem Maße gefährdendes Verhalten zu unterlassen, weil ich wegen des Suchtcharakters seines Verhalten das für vergebliche Mühe hielt. Stattdessen habe ich ihn aufgefordert, jedes Mal, nachdem er im Kaufhaus seine Beute ins Auge gefasst hatte, aber bevor er wirklich zuschlug, volle fünf Minuten innezuhalten und nur zu registrieren, was in ihm vor sich ging und welche Gedanken ihm dann kamen. Freud hätte sich gefreut: er musste immer an Frauen denken! Nachdem wir dann einige Wochen lang seine Probleme im Bereich Beziehung zu Frauen und Sexualität durchgesprochen hatten, ließ er die Diebstähle von allein.

So einfach wie in dem geschilderten Fall geht es allerdings selten; die Therapie mit Menschen, die unter schweren Zwängen leiden, gehört zu den schwierigsten Aufgaben in der Psychotherapie.

Manchmal ist ein kurzes Schweigegebot das beste und einfachste Mittel. Der Therapeut kann dann wiederholen, worauf es ankommt und den Patienten auffordern, nichts dazu zu sagen, sondern stattdessen nur zu spüren, was in ihm vorgeht. Das funktioniert z.B. bei permanenter Rechthaberei oder Besserwisserei ganz gut: Erst einmal nur zuhören und nichts dazu sagen. Bei der Tendenz, alles zu verallgemeinern oder auch, wenn der Ernst der Lage ständig heruntergespielt wird, reicht das allerdings nicht. Hier muss der Therapeut darauf bestehen, dass der Patient alles, was er sagt, so konkret wie irgend möglich, benennt und berichtet, und der Therapeut darf keinerlei allgemeine Aussagen zulassen, denn nur so entsteht ein Sinn für die Fülle des eigenen Lebens und vor allem eine verantwortliche Haltung gegenüber diesem Leben. Das gilt übrigens auch für vage und allgemeine Suiziddrohungen, die der Therapeut stets ernst nehmen und

bearbeiten muss: Eines von mehreren Themen des therapeutischen Gesprächs mit suizidgefährdeten Menschen muss sein, was es sehr konkret bedeutet, sich selbst zu ermorden.
Schließlich ein Wort zur Unterscheidung zwischen emotionalen und nichtemotionalen Reaktionsbildungen. Sie ist nur wichtig für diejenigen Reaktionsbildungen, in denen Gefühle wie gefroren festsitzen und sich nicht mehr bewegen können. In diesen Fällen wird die Reaktionsbildung erst dann voll bewusst werden können, wenn die gefrorene Emotion, um die es eigentlich geht, zum „Schmelzen" gebracht wird und wieder frei fließen kann. Das kann sich ebenso um Ärger oder Wut handeln, wie um die weichen Gefühle es Vollen Kontakts, also vor allem Liebe, Trauer und Freude. Aber auch die Gefühle des Vor- und des Nachkontakts wie Neugier oder erotische Anziehung und Dankbarkeit sowie Schuldgefühle sind manchmal eingefroren in Reaktionsbildungen. In der Therapie solcher Reaktionsbildungen muss der Patient diese Gefühle erneut erleben. Erst mit ihnen wird der Organismus wieder erregt und zugleich weist diese Erregung durch die Intentionalität der Gefühle in Richtung des verdrängten Materials.

2. Neurotische Interaktionsstrategien und Rollenmuster (4)

Die Gestalttherapie mit ihrer Betonung der Kontaktprozesse im Organismus/Umwelt-Feld ist neben der Systemischen Therapie die einzige psychotherapeutische Schule, die ernsthaft davon Notiz nimmt, dass Menschen soziale Wesen sind. Sie ist in ihrer klassischen Form Einzelarbeit vor und mit der Gruppe und stellt die Hemmungen der Patienten in ihrem Kontakt zur mitmenschlichen Umwelt ins Zentrum ihrer Aufmerksamkeit. Dennoch wird sogar von Gestalttherapeuten – auch sie geprägt von dem extremen Individualismus unserer Kultur – manchmal noch nicht gesehen, auf wie radikale Weise die Binsenwahrheit von der sozialen Natur des Menschen zutrifft. Dabei weiß jedermann aus eigener Alltagserfahrung, dass das Soziale nicht irgendeine weitere Eigenschaft des Menschen ist, sondern so sehr zur Grundstruktur des Menschseins selbst gehört, dass viele Menschen es kaum ertragen können, mit sich allein zu sein. Noch mehr haben Angst vor Vereinsamung, etwa wenn sich ihre Partner von ihnen trennen, oder im Alter, wenn die Kinder erwachsen und viele Freunde schon gestorben sind. Wir wissen heute: Wenn ein Mensch über längere Zeit von anderen Menschen vollkommen isoliert wird, ist er einem extremen Stress ausgesetzt, der sogar tödlich sein kann. In minderem Maße gilt das selbst, wenn es nur um eine Isolierung von der eigenen sozialen Gruppe geht. In jedem Zusammensein aber wirken Menschen wechselseitig aufeinander ein. Wenn z.B. jemand in einer kleinen Gruppe fehlt oder hinzukommt, macht das einen für alle spürbaren Unterschied. Manchmal betritt ein einzelner Mensch den Raum, und schon hat sich die Atmosphäre grundlegend verändert. Menschen wirken aber nicht nur als Individuen aufeinander, sondern sie wirken auf die Gruppen, zu denen sie sich zusammenschließen, und diese wirken wieder zurück auf jedes einzelne Mitglied. Die Mechanismen, über die diese Wechselwirkung funktioniert, sind soziologischer und nicht psychologischer Natur. Eine Gruppe ist ein Feld, in dem je nach Größe und Funktion eine Reihe von informellen Rollen oder Gruppenfiguren vorgegeben sind, die von einzelnen Teilnehmern der Gruppe entsprechend ihrer Charakterstruktur (d.h. ihres persönlichen Systems von Reaktionsbildungen) ausgefüllt werden. Es ist, als ob eine vorgegebene Rollenfigur einen Sog auf diejenigen in der Gruppe ausübt, die dank ihrer Fähigkeiten (Reaktionsbildungen sind immer auch Fähigkeiten!) am besten für diese Rolle geeignet sind, wobei in Paarbeziehungen und Familien natürlich einiges auch durch die vorgegebenen Attribute von Geschlecht und Alter mitbestimmt wird.

Diese Zusammenhänge sind das weite Forschungsfeld der Mikro-Soziologie. Für die psychotherapeutische Arbeit im Allgemeinen und die gestalttherapeutische Diagnostik im Besonderen ist aber die Kenntnis relativ weniger gruppendynamischer Tatbestände ausreichend.

Denn für die Psychotherapie sind nur solche Rollenfiguren relevant, die

1. manipulativ eingesetzt werden und die
2. unbewusst zur Angstabwehr dienen und die
3. die Funktion haben, Verdrängungen abzusichern,

Diese Eigenschaften haben die neurotischen Rollenmuster mit den Reaktionsbildungen gemeinsam. Was bei ihnen hinzukommt ist, dass

4. von ihnen in der Gruppe ein Sog zur Besetzung von Komplementärrollen ausgeht, den sich die Manipulation zu Nutze macht.

Abb. 27: Therapeutisch relevante Rollenmuster
(© Dreitzel/Stelzer 2004)

In F. Perls späteren Schriften werden diese Kriterien außer Acht gelassen, was bei ihm zu einer allgemeinen, aber vagen Gesellschaftskritik auf der Basis eines zivilisationsfeindlichen Authentizitätsideals geführt hat. In Anlehnung an Helene Deutschs Beschreibung der „Als-ob-Persönlichkeit" schreibt Perls z.B.:

„Es ist immer die Als-ob-Haltung, die von uns verlangt, dass wir nach einem Konzept leben, nach einer Phantasievorstellung, die wir oder andere geschaffen haben, ob man sie nun als Fluch oder Ideal darstellt. Was andere cin Ideal nennen, nenne ich einen Fluch. Es ist ein Versuch, uns von uns selbst zu entfernen. Die Folge ist, daß der neurotische Mensch aufgegeben hat, für sein Selbst auf eine Weise zu leben, auf die er sich selbst verwirklichen würde." (zit. nach *J. von Bialy/ H. Volk-von Bialy: Siebenmal Perls auf einen Streich, Paderborn 1998, 274).*

Und an anderer Stelle heißt es moralisierend:
„Die beiden einander entgegensetzten Extreme des Rollenspiels sind die Darstellung und die Vorstellung. Im ersteren Falle benutzt du die Rolle als Vehikel, um dein Wesen zu vermitteln. Dabei unterstützen dich deine persönlichen Fähigkeiten, echte Gefühle und Feinfühligkeit. Du bist ein N(ährender)-Typ. Bei der Vorstellung bringst du dich selbst nicht ein. Du täuscht ein Gefühl vor. das nicht vorhanden ist. Und hast kein Vertrauen in deine Fähigkeiten. Kurz gesagt, du bist ein Schwindler." (a.a.O., 275)

Die Gefahr solch moralisierender Positionen liegt auf der Hand; leicht lässt sich alles, was einem an einem Menschen oder an einer sozialen Ordnung nicht passt, als „unecht" abqualifizieren. Verlässlicher zur Unterscheidung von normalen und neurotischen Rollenspielen ist das Kriterium der Verdrängung, zu deren Aufrechterhaltung die unbewussten Rollenmuster und Interaktionsstrategien dienen, und die das Kriterium für neurotisches Verhalten ist, von dem Perls und Goodman ursprünglich ausgegangen sind.

Zur Kritik der Idee, der Mensch könne und solle immer „authentisch" sein – eine Idee, die die soziale Natur des Menschen grundsätzlich verkennt, so als könne er sich je aller sozialen Rollen entkleiden, während doch die Rollen gerade die Brücke sind, auf der die Menschen einander in Distanz und Nähe zugleich begegnen können; vgl. dazu das wichtige, jetzt wieder aufgelegte kleine Buch von *Helmuth Plessner: Grenzen der Gemeinschaft (Bonn 1924; N.A.Frankfurt 2002)*. Rollenhandeln und Spontanität sind keine Gegensätze: Die gesellschaftlichen Rollen sind die Formen, in denen unsere Subjektivität spontan Gestalt annimmt und sich verantwortlich in Kontaktprozesse und Beziehungen einlässt. Ohne die in sozialen Rollen kristallisierten Erwartungen anderer an unser Verhalten, denen wir in kreativer Anpassung begegnen, gäbe es weder Verhaltenssicherheit noch soziale Verbindlichkeiten noch auch ein Gefühl von Identität. (Zum grundsätzlichen Verhältnis von sozialer Rolle, Selbstentfremdung und menschlicher Natur vgl. *H. P. Dreitzel: Die gesellschaftlichen Leiden und das Leiden an der Gesellschaft, 3., neu bearb. Aufl. Stuttgart 1980; s.a. unter Kap. V, 2.)*

Im Folgenden werden die therapeutisch wichtigsten dieser Verhaltensweisen erläutert. Der Therapeut muss insbesondere ein wachsames Auge für Interaktionsstrategien besitzen, die dazu führen können, dass seine therapeutische Wirksamkeit unterminiert wird und sein therapeutisches Handeln ins Leere geht. Der Transmissionsriemen für diese fatale Wirkung ist in der Regel das Zusammenwirken von Übertragung und Gegenübertragung, das eine Quelle der Manipulation ist, solange es noch nicht für beide, Therapeut und Patient, durchsichtig ist.

Die therapeutisch vielleicht schwierigste neurotische Interaktionsstrategie ist wohl die Neigung, in die **Opferrolle** zu gehen. Diese Rolle hat einen außerordentlichen neurotischen Gewinn und wird deshalb oft zäh verteidigt. Denn wer ein Opfer ist, darf unsere Aufmerksamkeit, unser Mitgefühl und unsere Schonung im Übermaß in Anspruch nehmen, ohne dabei ein schlechtes Gewissen zu bekommen. In aller Regel wird die Opferrolle von jemandem eingenommen, der einmal wirklich Opfer war, und der, meist in therapeutischen Zusammenhängen, gelernt hat, die Möglichkeiten dieser Rolle manipulativ zu nutzen.
Gleichviel, ob es sich um irgendeine Kleingruppe, eine Familie oder eine Paarbeziehung handelt, die Opferrolle übt einen starken Sog auf die Mitglieder der Binnen-Gruppe aus, die **Komplementärrolle des Helfers** zu besetzen – und eben darin besteht die Gratifikation für den Inhaber der Opferrolle. Die andere Komplementärrolle zur Opferrolle ist natürlich die **Rolle des Täters**. Auch hier übt die Opferrolle einen Sog aus, der besonders fatal ist, denn so kann das Opfer immer erneut zu einem Opfer werden.

Was die Opferrolle in der therapeutischen Konstellation so schwierig macht, ist **die Neigung des Opfers, aus dem Helfer einen Täter zu machen,** sobald der Helfer den Opferstatus des Opfers infrage stellt. Und das wird der Therapeut natürlich tun, denn seine Hilfe besteht ja darin, dem Patienten seine eigene unbewusste Rolle durchsichtig zu machen und in ihm die Einsicht zu fördern, dass er der Opferrolle nicht mehr bedarf, dass diese ihm vielmehr zum Hindernis geworden ist. Der Prozess dieser Einsicht wird allerdings das in der Opferrolle Verdrängte aufrühren und damit auf heftigen Widerstand stoßen. Nicht selten geht es bei dem Verdrängten um nichts Geringeres als um die fahrlässige, passive, seltener auch aktive Teilhabe an dem, was das Opfer erlitten hat: die leichtfertige Sorglosigkeit, die fehlende Umsicht, das fehlende klare Nein, die libidinöse Beteiligung, das emotionale Verhaftetsein, und was dergleichen mehr uns zu Opfern werden lässt. Handelt es sich um sexuellen oder anderen Missbrauch von Kindern, dann besteht die eigene Beteiligung oft nur im Aufrechterhalten der Opferrolle bis in die Gegenwart, durch die – nur scheinbar paradox – der eigentliche Schmerz und die tiefe Trauer über das Erlittene vermieden wird, deren erneutes Durchleben aber allein Heilung bringen kann. Viele

Gründe also für den Patienten, dem Therapeuten in die Hand zu fallen, indem er ihn als jemand, der kein Verständnis hat und kein Mitgefühl zeigt, seinerseits in die Täterrolle schiebt. Der Therapeut steht hier vor einem Dilemma: Entweder lässt er sich den Inhalt der Helferrolle vom Patienten vorschreiben und wird dann mit dessen Opferstrategie konfluent, oder der Patient bricht die Therapie mit ihm ab. Der Weg aus diesem Dilemma ist einzig die Orientierung der Therapie an dem Schmerz und der Trauer, die der Patient unterdrückt – eine schwierige Gratwanderung zwischen Konfrontation und Unterstützung.

Natürlich finden wir die Dynamik der Opferstrategie auch außerhalb der therapeutischen Situation. In einer Paarbeziehung kann einer das Opfer, der andere der Helfer sein, und auch hier wird der Helfer sofort zum Täter gestempelt, wenn er versucht, das System aufzubrechen, das ihm permanente Rücksicht abverlangt. Im Zentrum der Dynamik mancher Familien finden wir ebenfalls nicht selten ein Opfer, dessen Verhalten zu einem Rollenmuster gefroren ist – einen Kranken, einen Leidenden, einen von den Umständen Überforderten, einen Schlafgestörten etc. – um das nun das gesamte Familienleben kreist. In all diesen Fällen ist die Strategie der Opferrolle aus zwei Gründen so außerordentlich wirksam: Erstens weil sich im Kern der Opferrolle regelmäßig ein wirkliches gegenwärtiges oder vergangenes Leid findet, das das Mitgefühl und die Hilfe der jeweiligen Binnen-Gruppe hervorruft, und zweitens, weil das Opfer stets damit droht, die Gruppe zu verlassen (was auch Rückzug in Krankheit bedeuten kann), womit zumindest die Paarbeziehung auch selbst am Ende wäre.

Die Dynamik des Opfer-Täter-Helfer-Dreiecks kann natürlich auch vom Täter und vom Helfer ausgehen, nur sind das in der Therapie die selteneren Fälle. Die **Täter-Strategie** besteht darin, dass der Täter den Helfer zum Opfer bzw. Komplizen macht. Das kann z.B. in der Sozialarbeit mit Strafgefangenen, bei der Substitutionstherapie von Süchtigen und in der Therapie mit Tätern aller Art leicht passieren.

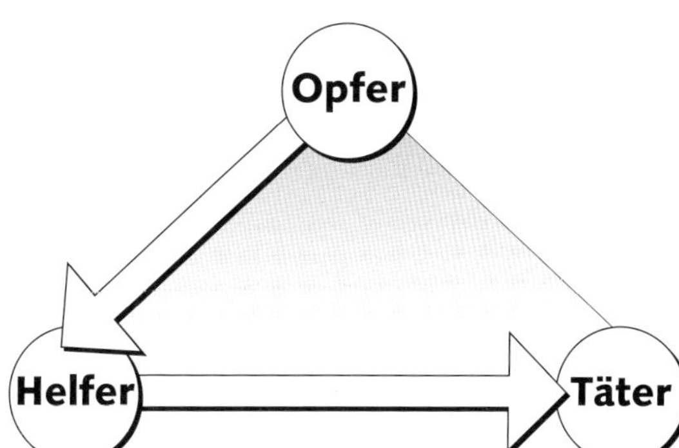

Abb. 28: Die Opferstrategie
(© Dreitzel/Stelzer 2004)

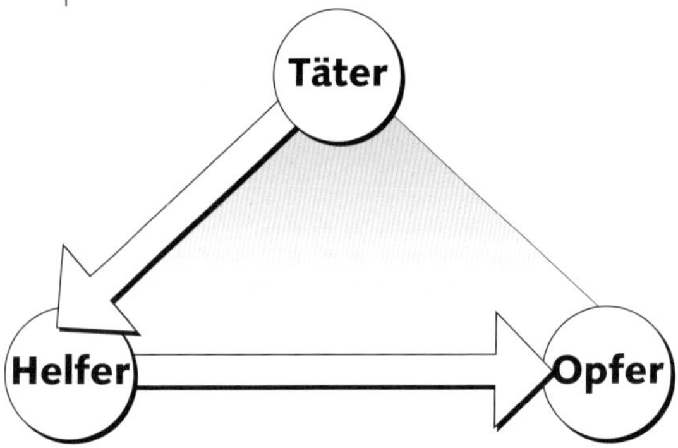

Abb. 29: Die Täterstrategie (© Dreitzel/Stelzer 2004)

Die **Helfer-Strategie** im Opfer-Täter-Helfer-Dreieck dagegen besteht umgekehrt darin, dass der Helfer versucht, das Opfer zum Täter zu machen nach dem Motto „Der Ermordete ist schuld". Das ist immer eine Gefahr bei der Suchttherapie, die, wenn sie Erfolg haben will, radikal jede entschuldigende Erklärung für das Suchtverhalten für irrelevant erklären und allein auf die Selbstverantwortung setzen muss. Und es ist manchmal eine Gefahr bei stark konfrontativen Techniken, wie sie der späte Fritz Perls benutzt hat und wie sie in der Provokationstherapie Schule gemacht haben.

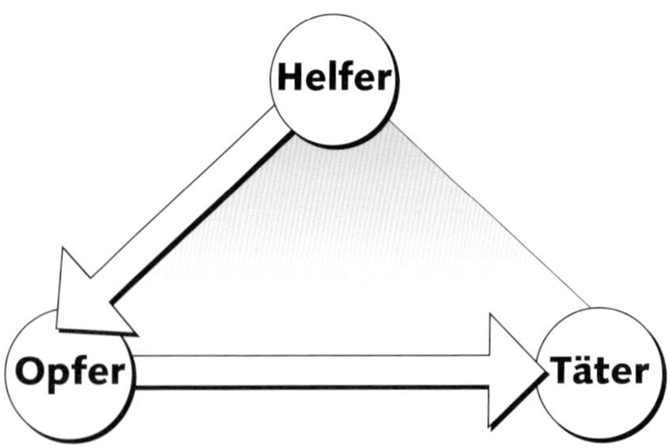

Abb. 30: Die Helferstrategie (© Dreitzel/Stelzer 2004)

Die **Helferrolle** hat allerdings noch ein anderes Gesicht, das für uns hier von größerer Bedeutung ist. Die Komplementärrolle zur Helferrolle ist ja die Rolle des Hilfsbedürftigen. Wenn nun die soziale Rolle des Helfers zu einer unbewussten Interaktionsstrategie wird, dann wird er dafür sorgen, dass die Hilfsbedürftigen auch weiterhin seiner Hilfe bedürfen, denn im Übermaß gebraucht zu werden ist das, wovon sein Selbstwertgefühl zehrt, und der unbewusste Motor seiner Hilfeleistungen. *(Vgl. dazu H.P. Dreitzel / E. Jaeggi: Psychologie - Plädoyer für eine kreative Vielfalt; in: Psychologie Heute, 4/2, 1987, 60ff.)*

Dieses Helfersyndrom hat zahlreiche Rollenvariationen, die sich alle in Therapiegruppen gut beobachten lassen, aber keineswegs dort ihren alleinigen Ort haben. Zu den männlichen Varianten gehört der **„Hausmeister"**, der automatisch die praktischen Aufgaben, wie Geld einsammeln, Haustüren abschließen, für die Heizung sorgen usw. übernimmt, und auch der **„Ritter"**, der stets den Frauen hilfreich zur Hand ist. Letzterer kann aber

auch zum **„Eroberer“** mutieren, dem es allein um sexuelle Verführung geht und der bei Erfolg sogleich das Interesse verliert. Zu den weiblichen Formen gehört vor allem die **„Gruppenmutter“**, die sich für das seelische Wohlergehen aller Teilnehmer verantwortlich fühlt und sich dabei oft an den bewährten Grundsatz hält, dass Essen und Trinken Leib und Seele zusammenhalten. Sie kann allerdings auch zur **„jüdischen Mutter“** mutieren, deren Spezialität paradoxe Doppelbotschaften sind (z.B. bekommt der Sohn von ihr zum Geburtstag zwei Hemden geschenkt, zieht das eine an, und muss dann hören: „Das andere gefällt dir wohl nicht?!“). Der Begriff der *jewish mother* ist in der amerikanischen Gesellschaft ein verbreiteter Topos, und natürlich muss eine Frau nicht jüdisch sein, um diese Rolle zu spielen.
Zwei häufigere Varianten sind die **„Große Schwester“** und die **„Krankenschwester“**. Beide haben in der Therapiegruppe stets Taschentücher zur Hand, wenn irgendjemand weint. Die „große Schwester“ unterscheidet sich von der „Gruppenmutter“ dadurch, dass sie ihre Rolle zwar zwanghaft, aber mit deutlichem Ressentiment ausübt. Die „Krankenschwester“ weiß dagegen bei jedem Wehweh das richtige Heilverfahren, dem man sich dann aber auch bedingungslos unterwerfen muss. Allen diesen neurotischen Helferrollen gemeinsam ist, dass sie Liebe und Aufmerksamkeit nur durch ihre Hilfeleistungen zu bekommen glauben und dadurch auf Hilfsbedürftige angewiesen sind. Diese sind freilich so schwer nicht zu finden, weil es viel einfacher ist, sich bedienen zu lassen, als die notwendigen Aufgaben selbst zu übernehmen oder ihre Erledigung arbeitsteilig zu organisieren. Die Folge ist, dass die in Therapiegruppen ohnehin latente Neigung zur Regression noch verstärkt wird.

Opferrolle und Helferrolle bezeichnen die wichtigsten, weil therapeutisch schwierigsten, Interaktionsstrategien, denen der Therapeut in Selbsterfahrungsgruppen, aber auch in der Einzeltherapie begegnen wird. **Andere Gruppenrollen, die mit neurotischen Interaktionsstrategien verbunden sind** und die die Besetzung von Komplementärrollen nach sich ziehen, lassen sich gut mit Hilfe eines gruppendynamischen Schemas erkennen, das der Wiener Psychoanalytiker Raoul Schindler *(zuerst in: Psyche 11.1956/57, 312)* für die Gruppentherapie entwickelt hat. Nach Schindlers Beobachtung ordnen sich Kleingruppen wie die Metallsplitter in einem magnetischen Feld automatisch in vier Felder von Positionen, die er Alpha, Beta, Gamma und Omega nennt. Alpha ist die Führungsposition. Sie kann von mehreren (z.B. einer Führungsriege) oder von zweien wie bei einer Ko-Therapie, oder von nur einer Person wie meistens in der therapeutischen Situation, eingenommen werden. Die Beta-Position wird in der Regel von der Mehrheit der Gruppe bezogen; sie sind die auf Alpha hin orientierten

Teilnehmer und Mitmacher. Die Gamma-Position wird von einem oder mehreren Ratgebern und Kommentatoren bezogen, die versuchen, sich aus der Gruppendynamik herauszuhalten und gegenüber dem Führungsanspruch von Alpha neutral und gegebenenfalls kritisch zu bleiben. Die Omega-Position wird in Kleingruppen oft nur von einer einzigen Person eingenommen. Sie repräsentiert die Opposition, sie ist der Gegenspieler zu Alpha, der dessen Kompetenz anzweifelt und an dessen Macht kratzt.
Die eigentliche Pointe dieses Schemas ist, dass es ein **Feld** beschreibt, dessen Strukturelemente diese vier Rollenpositionen sind. Das heißt, diese Positionen existieren unabhängig von den Teilnehmern im Feld und üben auf diese einen Sog aus, sie zu besetzen. Man kann sich das leicht am Beispiel der Alpha-Position vorstellen: Angenommen, der Inhaber einer Alpha-Position, z.B. der Gruppenleiter, erscheint nicht zu Beginn der Gruppensitzung – vielleicht ist er krank oder im Stau stecken geblieben oder hat sich in der Zeit geirrt – jedenfalls ist die Gruppe führungslos. Zunächst stellt sich ein Gefühl der Vakanz ein; es ist nicht so sehr die konkrete Person, die vermisst wird, sondern jemand, der die vakante Position besetzt, der die Leerstelle ausfüllt. Je nach Reife der Gruppe wird sie sich nach einer Zeit des Wartens und oft unter Führung eines Omega neu organisieren und an ihre Aufgaben gehen oder aber in relativem Chaos verharren.

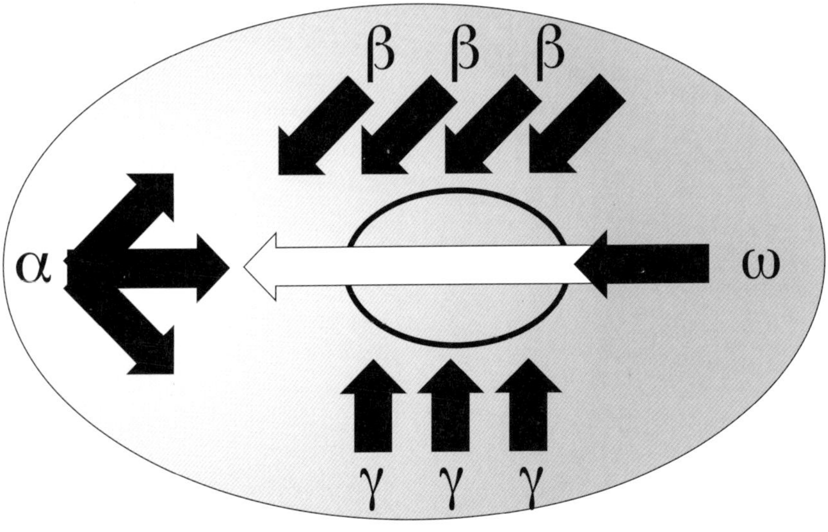

Abb. 31: Schindlers Gruppendynamisches Modell
(© Dreitzel/Stelzer 2004)

Natürlich haben die einzelnen Positionen auf die Teilnehmer eine unterschiedliche Anziehungskraft, je nachdem welche Position ihrem Charakter am ehesten entspricht. Soweit geht es um einen normalen gruppendynamischen Prozess. Hier aber interessiert uns die Entstehung und das Funktionieren neurotischer Rollenfiguren. Auch ohne formelle Leitung finden sich in jeder Gruppe rasch Wortführer und Anführer, die die **Alpha-Position** einnehmen. Wenn es aber im Feld Verdrängungen gibt, z.B. in Gestalt von **„autoritären Persönlichkeiten"** bei der Führung wie bei ihrer Gefolgschaft, die ihre starken Unsicherheitsgefühle unterdrücken, kann aus der sinnvollen und notwendigen Leitungsfunktion rasch eine Tyrannei werden.

In der **Beta-Position** besteht die Gefahr darin, sich unkritisch nur der Führung und ihrer Hilfe zu überlassen, wobei Einzelne dann leicht in die Rolle von **„Nesthäkchen"**, **„Hilflosen"** und **„kleinen Dummerchen"** fallen können. Das drängt dann Alpha oder seine Hilfstruppen dazu, belehrend zu werden, Trost zu spenden, zu bemuttern etc., sodass die Gegenübertragung zur einzigen Quelle der eigenen Autorität wird. Eine andere neurotische Möglichkeit, Aufmerksamkeit zu bekommen , ohne die Sicherheit der Beta-Position verlassen zu müssen, bietet die Rolle des **„Volltöners"** und „Bramabasierers". In dieser Rolle wird weitschweifig und langatmig geredet, wobei die ebenso laute wie hohle Stimme die Inhaltsleere des Gesagten übertönt.

In der **Gamma-Position** kann sich die Rolle zu drei neurotischen Rollenfiguren verdichten: der Ratgeber und Assistent, der Bescheidwisser und der Hofnarr. Manche Menschen kämpfen nicht um den ersten, sondern um den zweiten Platz. Sie wollen maßgeblich bestimmen, scheuen aber das Rampenlicht und die Gefahren, die den Alphas stets von den Omegas droht. So werden sie zu **„Ratgebern"** und **„Assistenten"**. Auf sie fällt ein Teil des Sonnenlichts, in dem Alpha steht, zugleich aber laufen sie immer Gefahr, negative Übertragungen auf sich zu ziehen, die nicht eigentlich ihnen gelten, weil die Betas immer zu einer Idealisierung von Alpha neigen. Die Rolle des **„Bescheidwissenden"** eignet sich vorzüglich dazu, sich aus der Masse der Betas herauszuhalten und gleichzeitig ebenso zu Alpha wie zu Omega in Distanz zu bleiben. Als „Bescheidwissender" hat man mehr gelesen, kann immer noch etwas hinzufügen, weiß immer noch etwas zu sagen oder auf etwas hinzuweisen (z.B. die Rolle der Hermione unter Harry Potters Freunden). Es ist eine narzisstische Position insofern, als man sich in dieser Rolle nie ganz einlässt, weder auf die herrschende Ordnung noch auf die Opposition, und stattdessen allein auf eigene Ressourcen (z.B. „Bücher lesen können") baut. Die Rolle des **„Hofnarren"** bietet eine weitere Möglichkeit, sich zu distanzieren, ohne dafür mit Liebesentzug oder Ausschluss bedroht zu werden. Der Gruppenclown ist beliebt, hält sich aber aus allem heraus, indem er zu allem und jedem seinen Scherz macht.

Auch in der **Omega-Position** schließlich stellt das Feld neurotische Rollenfiguren zur Verfügung: der „Neinsager" der „Revolutionär" und der „Ko-Therapeut". Die **„Neinsager"**-Rolle wird eher dickfällige, halsstarrige, passive Menschen anziehen. Hier wird grundsätzlich erst einmal auf irgendeine Weise zu allem Nein gesagt. Das geschieht meist durch verbal kräftig vorgetragene Kritik an Alphas Vorgehensweise, ohne aber Alternativen dazu vorzuschlagen. Aktivere Menschen, die Autoritätsprobleme haben, werden eher zur Rolle des **„Revolutionärs"** neigen. Hier wird nicht nur Nein zur herrschenden Ordnung gesagt, es wird eine neue Ordnung angestrebt: Alternativen werden vorgeschlagen, Überzeugungsarbeit wird geleistet, Anhänger werden gesucht, unter Umständen kommt es zu alternativen oder auch ganz und gar abweichenden Aktivitäten. Manchmal führt das zu fruchtbaren Reformen, manchmal verlassen die „Revolutionäre" allein oder mit einigen Anhängern die Gruppe, manchmal bleibt es bei einer allgemeinen Energieverschwendung. In der Rolle des **„Ko-Therapeuten"** erscheint die Omega-Position nur versteckt, aber darum für den Gruppenleiter umso gefährlicher. Indem Omega sich als Ko-Therapeut anbietet, therapeutische Nachfragen an den jeweiligen Patienten stellt und ihm eigene therapeutische Vorschläge macht, kann er das therapeutische Handeln des Gruppenleiters auf eine schleichende Weise sabotieren, wenn dieser ihm nicht Einhalt gebietet. Das wird insbesondere dann der Fall sein, wenn die Vorschläge des „Ko-Therapeuten" in Wirklichkeit dazu beitragen, den Widerstand der Patienten zu stärken.

Die vier genannten Positionen sind im Feld jeder Kleingruppe vorgegeben und die Gruppenmitglieder werden sich je nach Fähigkeit und Neigung auf diese Positionen verteilen. Schindler hatte dieses Modell entwickelt, weil er die Tatsache, dass die Positionen fest, die Inhaber der Positionen aber variabel sind, therapeutisch nutzen wollte. Da wie bei allen Systemen so auch hier das **System** so funktioniert, dass, wenn ein Element verändert wird, alle Elemente davon betroffen werden, kann z.B. der Gruppenleiter die Alpha-Position verlassen und in die Gamma- oder gar in die Omega-Position wechseln. Das drängt dann andere ebenfalls zu einem Wechsel: Die vakant stehende Alpha-Position wird vermutlich von Omega ausgefüllt werden etc. Eine solche Rotation kann dann einen therapeutischen Effekt im Sinne der Stärkung von Flexibilitätspotenzialen bei den Gruppenmitgliedern haben.

Hier geht es aber nicht um Gruppendynamik, sondern um Gestalttherapie, und das heißt in diesem Zusammengang, dass wir das Feld als gegeben und gesund hinnehmen und uns auf die neurotischen Auskristallisierungen der vier Positionen in bestimmte Rollenfiguren konzentrieren. **Die therapeutische Bearbeitung dieser neurotischen Rollenfiguren** muss immer mit der **Frustration** ihres strategischen Gewinns beginnen. Niemals darf sich der Therapeut durch Gegenübertragung in eine der Komplementärrollen ziehen lassen. Denn einmal darin verfangen, ist das Wachsen einer tragfähigen therapeutischen Beziehung nicht mehr möglich. Aus der Weigerung des Therapeuten, die jeweilige Komplementärrolle zu übernehmen, entsteht von allein ein Gewahrsein des Patienten für seine unbewusste Strategie. Diese Frustration durch den Therapeuten wird allerdings oft und vor allem, wenn es um Opferrollen geht, als **Konfrontation** erlebt, und das nicht nur vom Patienten, sondern auch von der Gruppe, die ihre Mitglieder gegenüber dem Druck von Alpha schützen wird, wenn dieser als zu stark erlebt wird. Trotzdem muss der Gestalttherapeut an dieser Stelle fest bleiben, sonst verliert er seinen Vertrauensvorschuss, den Boden, auf dem die therapeutische Beziehung dann erst wachsen muss. Insofern hat die Bearbeitung der neurotischen Interaktionsstrategien und Rollenmuster Vorrang vor anderen therapeutischen Interventionen, deren Bearbeitung eine tragfähige therapeutische Beziehung voraussetzt.

Ein Wort noch zu den so genannten **Familienaufstellungen**, die seit Jahren auf der Bestsellerliste der Therapiemoden stehen. Im Unterschied zu den eben beschriebenen Positionen in einer Kleingruppe, die auch als vakante real vorhanden sind, sofern es eine im Hier-und-Jetzt vorhandene Gruppe gibt, existieren die bei einer Aufstellung zu besetzenden Positionen nur in der Erfahrung und Erinnerung des Patienten, um dessen Familie es geht. Dass ein solches Feld dennoch in dem Sinne existiert, dass es Auswirkungen auf die Teilnehmer der Aufstellung hat, wird hier nicht bezweifelt; jeder Teilnehmer einer Familienaufstellung kann diese Wirkung an sich selbst erfahren, auch wenn einige Teilnehmer sensibler, vielleicht auch hysterischer, reagieren als andere. Nur wissen wir nichts darüber, warum das so ist; es gibt auch nicht ansatzweise ein psychologisches Modell, das die esoterische Wirkung dieses Erfahrungsfeldes genau beschreiben, geschweige denn erklären würde. Es ist nützlich, sich diese Tatsache stets vor Augen zu halten, wenn es um Familienaufstellungen geht, denn das Wissen um den prinzipiell esoterischen Charakter dieser Technik schützt vor ihrer Überschätzung und der damit einhergehenden verbreiteten Scharlatanerie (Zur Analyse und Kritik der Aufstellungspraxis von Bert Hellinger und seinen Adepten s. die gründlichen Untersuchungen in dem von Colin Goldner herausgegebenen Sammelband *Der Wille zum Schicksal – Die Heilslehre des Bert Hellinger, Wien 2003).*

Und das scheint nötig, denn das Verfahren ist außerordentlich verführerisch, weil es leicht zu handhaben ist, weil es einen theatralischen Effekt auf die Teilnehmer und Zuschauer hat und weil es die Neigung zu narzisstisch-autoritären Prozessen beim Therapeuten bedient. Ich erwähne die Familienaufstellungen hier nur deshalb, weil das Verfahren unter Umständen zur diagnostischen Aufhellung bestimmter Verflechtungen und Defizite im familiären Hintergrund des Patienten nützlich sein kann. Das kann, muss aber nicht, auch die Verschiebung und Neuordnung der Positionen zueinander implizieren, weil dadurch ein durch die Teilnehmer verobjektiviertes Sehnsuchtsbild, eine kollektive Wunschprojektion, entsteht, die einen Mangel im familiären Erfahrungsfeld des Patienten verdeutlicht, der allerdings nur sehr selten noch innerhalb der real existierenden Familie ausgeglichen werden kann. Sobald aber die Aufstellungspraxis über die diagnostische Analyse des familiären Erfahrungsfeldes des jeweiligen Patienten hinausgeht, arbeitet sie mit Ritualen, die oft Unterwerfungsrituale sind, und mit Introjektionen von Seiten des Gruppenleiters, der seine Wert- und Ordnungsvorstellungen dem Patienten unmittelbar oder vermittelt aufzwingt. Das aber ist keine Therapie – schon gar nicht Gestalttherapie, die auf Gewahrsein und Mündigkeit setzt – sondern autoritäre Magie. Zu diagnostischen Zwecken kann der Einsatz von Familienaufstellungen sinnvoll sein, wenn die Gefahren, die von der Suggestivkraft dieser Technik ausgehen, dem Therapeuten bewusst sind. Auf jeden Fall darf der Patient mit dem Erleben seiner „Aufstellung", seines Familien-Feldes, nicht allein gelassen werden; immer muss dieses Erleben anschließend im therapeutischen Dialog weiter bearbeitet werden – und zwar ohne suggestive Rituale, in denen der Therapeut in Wahrheit nur seine Deutungsmacht ausspielt. In meiner Erfahrung haben sich Familienaufstellungen am ehesten bewährt bei der Aufklärung über die Wirkung, die das Festhalten an einer verstorbenen Person (Eltern, Gatten, Kinder) durch eine relevante Bezugsperson des Patienten auf diesen gehabt hat oder noch hat. Diese Wirkung kann ebenso stark wie unbewusst sein, und die eigentümliche Kraft des Feldes kann sinnvoll dazu genutzt werden, sie ins Gewahrsein des Patienten zu bringen.

3. Die acht neurotischen Prozesse

9 Aus der Perspektive der Gestalttherapie ist es nicht so, dass es psychisch
bis gestörte Menschen gibt, und solche, die psychisch gesund sind. Vielmehr
leiden wir alle unter gestörten gesellschaftlichen Verhältnissen, einige we-
16 niger, die meisten mehr.

Zur Analyse der gesellschaftlichen Störungen aus gestalttherapeutischer Sicht s. *S. Blankertz: Die Therapie der Gesellschaft, Wuppertal 1998;* und vom Verfasser: *Reflexive Sinnlichkeit, Köln 1992,* Kap. 1 und 4.
Die Neurose stellt eine Form der Anpassung an diese Verhältnisse dar; sie ist ein kreative Lösung, das Problem des psychischen Überlebens in einer Situation zu bewältigen, die das schwer macht, und zwar so, dass möglichst wenig Konflikte dabei entstehen, um auch sozial zu überleben. Immer wenn der gesellschaftliche Druck größer ist als die Kraft zur indivi-

duellen Gestaltung, die uns zur Verfügung steht, können wir psychisch nur überleben, wenn wir uns gesellschaftlich angepasst verhalten. Allerdings produziert das neurotische Erleben auf die Dauer neues Leid, weil es durch Verdrängungen gekennzeichnet ist, die dafür sorgen, dass es zu einem rigiden, unflexiblen Verhalten kommt, das immer weniger Befriedigung erzielt. Was da verdrängt wird, ist das ursprüngliche Problem, für das die Neurose eine kreative Lösung war, und das wird deshalb verdrängt, weil wir uns zu schwach fühlen, auf neue Anforderungen, die vielleicht ähnlich aber doch anders sind, auch neue kreative Antworten zu finden.

Dennoch ist das kreative Potenzial jedes Einzelnen enorm, und Therapeuten, Pädagogen und andere Helfer sollten es niemals unterschätzen. Jenseits von mentalen Behinderungen ist kein Mensch so eindimensional, dass er nur mit einer einzigen, später neurotisch werdenden Lösung auf die Anforderungen und Überforderungen seiner Umwelt reagiert. Wir alle sind deshalb zu ganz unterschiedlichen neurotischen Störungen und Prozessen fähig – und gelegentlich auch zu ganz unneurotischen Verhaltensweisen in der Lage, je nachdem, in welche kritischen Situationen wir geraten. Das ist auch der Grund, warum sich Psychotherapeuten so oft nicht einig sind bei der Diagnose: Jeder Therapeut ist ein anderer Mensch, ein ganz anderer Stimulus im Feld, mit seiner jeweiligen therapeutischen Ausrichtung, seinem persönlichen Arbeitsstil, seinem jeweiligen Geschlecht und Alter und seiner individuellen Lebenserfahrung, und auf diese Unterschiede reagiert der Patient oft mit unterschiedlichen neurotischen Prozessen. Es ist eher erstaunlich, dass sich Therapeuten dennoch hin und wieder einig sind, wenn es um die Diagnose eines Patienten geht. Das liegt einerseits daran, dass wir uns in unseren neurotischen Prozessen auf langweilige Weise alle ähnlich sind, während wir jenseits der Neurosen immer einzigartig und unvergleichlich bleiben. Zum anderen liegt es natürlich auch daran, dass sich unzweifelhaft für die meisten von uns bestimmte neurotische Prozesse eher als kreative Lösungen erwiesen hatten als andere: Der eine neigt eben immer wieder zu depressiven Prozessen, der andere dagegen zu narzisstischen. Aber selbst bei diesen biografisch entstandenen Vorlieben für den einen oder den anderen neurotischen Prozess ist niemand immerzu neurotisch, und jeder hat auch andere neurotische Möglichkeiten. Nur wenn wir diese Tatsache nie aus dem Auge verlieren, können wir als Therapeuten die Etikettierungen einer Persönlichkeitsdiagnostik vermeiden. Wenn dann hinzukommt, dass sich die Gestalttherapie an dem immer im Fluss befindlichen Selbst orientiert, das mit seinen drei Funktionen den Austausch im Organismus/Umwelt-Feld von Seiten der leib-seelischen Organismus her organisiert, dann ist klar, dass im Zentrum der gestalttherapeutischen Diagnostik die neurotischen Prozesse und nicht die neurotische Persönlichkeit stehen muss.

Die meisten neurotischen Prozesse beginnen in der zweiten Kontaktphase. Ausnahmen sind der schizoide Prozess, der im Vorkontakt beginnt, der narzisstische Prozess, der zum Vollen Kontakt gehört, sowie der Suchtprozess, der in jeder Phase des Kontaktprozesses einsetzen kann. Die einzelnen Prozesse sind in den Schaubildern 8-16 dargestellt und in den dazu gehörigen Kommentaren erläutert.

Ein neurotischer Prozess ist eine Form des Erlebens und Verhaltens, die durch eine bestimmte Kombination von Projektionen, Retroflektionen und Introjektionen den jeweiligen Kontaktprozess schwächt oder unterbricht.
Er wird typischerweise im Hintergrund von einem Grundintrojekt gesteuert, in dem sich die verdrängte problematische Situation spiegelt, für die der neurotische Prozess einstmals die kreative Lösung darstellte.
Neurotische Prozesse können sehr schwerwiegend sein und den ganzen Kontaktprozess unterbrechen,oder sie können auch relativ leichter Natur sein, und den Kontaktprozess nur schwächen.

Abb. 32: Der neurotische Prozess – gestaltdiagnostische Definition
(© Dreitzel/Stelzer 2004)

4. Zur Benutzung der Schaubilder zu den neurotischen Prozessen

1. Als Erstes wird der Therapeut im Erscheinungsbild des Patienten (phänomenologische Ebene) bestimmte Charakteristika wahrnehmen, zu denen auch Verhaltensweisen gehören, die die Funktion von Reaktionsbildungen haben. Darauf verweist das Stichwort **Hauptcharakteristika.** Diese Reaktionsbildungen müssen als Erstes bearbeitet werden. ⑨ bis ⑯

2. Jeder neurotische Prozess besteht aus einer spezifischen Kombination von **Projektion, Retroflektion und Introjektion** (vgl. dazu III, 2). Die Kontaktunterbrechungen werden sich im Dialog mit dem Patienten zeigen. Es lässt sich nicht vorhersagen, welche Unterbrechung zuerst kommt oder vom Therapeuten zuerst bemerkt wird. Jede dieser Unterbrechungen ist ein Schritt weiter in den neurotischen Prozess hinein.
Es ist wichtig, dass der Patient sich dessen allmählich gewahr wird, mit welchen Schritten er typischerweise in einen solchen Prozess hineinschliddert und was die typischen Auslöser bei ihm sind. Der Patient muss lernen, dass seine neurotischen Prozesse nicht Naturgeschehen sind, sondern seine eigene Tätigkeit.

3. Dabei wird allmählich das **Grundintrojekt** zu Tage treten und damit die verdrängte Situation, für die dieser neurotische Prozess einmal eine kreative Lösung war.

4. Damit werden dann auch die relevanten Aspekte der **Biografie** des Patienten vorübergehend in den Vordergrund der Therapie rücken. Nach-Fragen und Erzählen-Lassen sind jetzt hilfreich.

5. Die **Auswirkungen auf die Es-Funktionen** müssen immer sofort mit bearbeitet werden, denn es geht ja um den Motor des Kontaktprozesses.

6. Die **Auswirkungen auf die Persönlichkeitsfunktionen** können nicht direkt bearbeitet werden, denn es handelt sich dabei ja um *Auswirkungen* des neurotischen Kontaktprozesses. Diese *Auswirkungen* verschwinden von allein, wenn die Neigung zu dem jeweiligen neurotischen Prozess nachlässt. Allerdings muss dabei therapeutisch immer sorgfältig auf den Nachkontakt geachtet werden.

7. Unter dem Stichwort **Arbeitsweg** sind Hinweise auf das zu finden, was beim therapeutischen Vorgehen besonders wichtig ist. Dabei geht es nie um den Inhalt, weil *therapeutisch* immer nur von Bedeutung ist, *wie* der Inhalt vom Patienten erlebt wird. Auch werden nur wenige Punkte angegeben, auf die es ankommt. Wenn es aber gelingt, diese Erlebens- und Verhaltensweisen durch erhöhtes Gewahrsein zu verändern, wird der gesamte neurotische Prozess verschwinden, und die Neigung, bei nächster Gelegenheit erneut in ihn hineinzugeraten, wird abnehmen. Sie besitzen in so weit einen Schlüsselcharakter für die Therapie. Eine der großen Entdeckungen der Gestalttherapie ist die Erkenntnis, mit wie wenig Mitteln sich Veränderungen erreichen lassen, vorausgesetzt, es sind die richtigen Mittel und sie werden konsequent angewandt.

8. Es ist sicher wahr, dass in der Psychotherapie viele Wege zum Ziel führen, wobei allerdings einige kürzer und billiger sind. Aber es gibt auch wirkliche Fehler. Die Rubrik **Vermeiden** enthält einige Stichworte zu solchen Fehlern, wobei ich mich auf diejenigen konzentriert habe, die aus den möglichen **Gegenübertragungen** entstehen. Die Wirkung solcher Projektionen des Therapeuten kann bis ins körperliche Erleben gehen, z.B. wenn er ohne ersichtlichen Grund plötzlich sehr müde wird. Es gehört immer zu den wichtigsten und schwierigsten Aufgaben des Gestalttherapeuten, sich über seine eigenen Übertragungen bewusst zu werden und mit ihnen allmählich auch so viel Erfahrung zu gewinnen, dass er weiß, wo seine Anfälligkeiten liegen, auf welche Stimuli er reagiert, was seine Grenzen sind.

9. Zu jedem Schaubild zu den neurotischen Prozessen gehört ein **Kommentar** und ein oder mehrere **Therapiebeispiele**. Sie sollen die Benutzung der Schaubilder erleichtern und das Augenmerk schärfen für die unendlich vielen Formen, in denen diese Prozesse in der Realität erscheinen. Natürlich sind die Kommentare unvollständig. Jeder kann sie durch Lektüre der reichen Literatur zur Phänomenologie der Neurosen ergänzen. Die Beispiele stammen aus meinen eigenen Therapien oder aus dem Erfahrungsumkreis der Gestalttherapeuten, mit denen ich über die Jahre gearbeitet habe. Sie sollen prototypische Formen dieser Prozesse illustrieren, an denen man ihre Struktur noch einmal auf andere Weise erkennen lernen kann.

5. Die Störungen im Vorkontakt und die Es-Funktionsstörungen

Wenn die Reaktionsbildungen und die neurotischen Interaktionsstrategien soweit bearbeitet worden sind, dass Patient und Therapeut ein produktives Arbeitsbündnis eingehen können, kann die therapeutische Arbeit an den Störungen im Vorkontakt beginnen. Hier geht es um die Es-Funktionen des Selbst; sie sind Motor und Antrieb des gesamten Kontaktprozesses, weshalb es Auswirkungen auf alle anderen Bereiche des Organismus/Umwelt-Feldes hat, wenn dieser Bereich gestört ist. Wenn der Antrieb schwach ist, kann auch die im Kontaktprozess erstrebte Befriedigung (5a)
nur schwach ausfallen. Deshalb sind die Es-Funktionsstörungen immer ernst, auch wenn die Störungen im Vorkontakt aus phänomenologischer (5b)
Sicht oft harmlos erscheinen.

Jeder Kontaktprozess beruht auf Trieben, Bedürfnissen oder Interessen. Um deren Befriedigung geht es im ständigen Austausch mit der Umwelt. Normalerweise ordnet sich das jeweilige Umfeld, sobald wir ein Bedürfnis verspüren, in relevante, weniger relevante und irrelevante Gegebenheiten nach Maßgabe dessen – und zwar in dieser Reihenfolge –, was wir brauchen, was wir uns wünschen und was wir dann wirklich wollen. Entsprechend können wir dann zur Tat schreiten, handeln.

Dieser Prozess der Organisation des Organismus/Umwelt-Feldes zu einer Relevanzstruktur für das Wahrnehmen und Handeln kann auf zweifache Weise gestört sein:

- einmal kann es sein, dass einzelne Es-Funktionen nicht oder nur gehemmt und trübe gespürt werden,
- zum anderen ist es möglich, dass die hierarchische Ordnung der Es-Funktionen durcheinander geraten ist.

In beiden Fällen müssen die **Ich-Funktionen des Vorkontakts (Brauchen, Wünschen, Wollen)** reaktiviert werden, d.h.

- die *Tätigkeiten des Spürens* dessen, was der Patient jetzt und hier braucht,
- die *Tätigkeiten des sich Vorstellens*, was er über den gegenwärtigen Zustand hinausgehend sich wünscht und plant, und
- die *Tätigkeiten des Auswählens und Entscheidens*, wofür er dann seine Kraft einsetzen will, **müssen neu belebt werden.**

Das **Brauchen** hat immer in erster Linie mit unserem Körper zu tun. Natürlich gibt es vieles, was wir in anderen Bereichen für unsere Kontaktprozesse brauchen. Aber so lange wir leben sind wir ganz und gar Leib, in den unser Geist eingebettet und von dem er getragen ist – und dieser Leib hat Ansprüche, die sich stets als vorrangig zur Geltung bringen. Deshalb finden sich hier die gewichtigsten Es-Funktionsstörungen. Dabei gibt es Minimalforderungen des Körpers, ohne deren Erfüllung er nicht mehr voll funktionsfähig ist, und Maximalforderungen, die einer gesteigerten Leistungs- und Erlebensfähigkeit dienen. Wir brauchen, um überhaupt zu weiteren Kontaktprozessen fähig zu sein, stets ausreichend Sauerstoff, genügend Nahrung und Wasser, hinreichend Wärme, die Möglichkeit, unsere Ausscheidungen los zu werden, und ein Minimum an Schlaf. Es ist erstaunlich, wie viele Menschen selbst diese Grundbedürfnisse missachten. Erst wenn man die neurotischen Gründe für dieses Verhalten kennen lernt, wird eine solche Missachtung verständlicher – immer wieder muss man sich als Therapeut daran erinnern, dass alle neurotischen Verhaltensweisen einstmals kreative Lösungen für Probleme waren, die hier und jetzt nicht mehr existieren oder für die wir inzwischen bessere Lösungsmöglichkeiten entwickeln könnten. Menschen gefährden ihre Lunge durch Rauchen und unterminieren damit ihre Fähigkeit, den benötigten Sauerstoff aufzunehmen. Andere verweigern die Nahrung, bis sie keinen Hunger mehr spüren (Magersucht), oder überfüllen sich hemmungslos bis zum Erbrechen (Bulimie) oder essen chronisch zu viel und das Falsche (Ess-Sucht). Die Süchte bilden überhaupt die stärkste Gefahr für die Es-Funktionen des Selbst.

Aber die Missachtung des Körpers ist viel verbreiteter als diese schweren Störungen. Allzu oft wird die Erregung durch das Neue mit einer Hemmung des freien Atemflusses gedrosselt, wobei viel Energie für den Kontaktprozess verloren geht. Und so auch mit der Nahrungsaufnahme: Immer mehr Menschen nehmen sich immer weniger Zeit für regelmäßige, ruhige und genussvolle Mahlzeiten. Das ständige Aufschieben von Ausscheidungsbedürfnissen, weil man in Eile ist oder Wichtigeres zu tun hat, führt zu chronischen Verspannungen im urinalen Bereich und im Verdauungstrakt. Und die verbreiteten Schlafstörungen sind oft darauf zurückzuführen, dass die Menschen nicht genug Acht geben auf den Rhythmus von Kontakt und Rückzug, den ihr Organismus jeweils braucht, und der in jeder Lebensphase immer wieder neu justiert werden muss.

Einige dieser Störungen treten im Vorkontakt auf, der uns hier interessiert, andere haben ihren Ort im Kontaktprozess in der Phase des Vollen Kontakts (s.u. Abschnitt 7 dieses Kapitels).

Die folgenden **Störungen in der Ich-Funktion des Brauchens** können auftreten:

- Man kann nicht mehr spüren, was man braucht, z. B. wenn bei Magersucht der Hunger nicht mehr empfunden wird oder wenn man das Bedürfnis nach Zärtlichkeit und Hautkontakt nicht mehr spürt.
- Man kann das Brauchen wie das Wünschen aus einer Ideologie der Bedürfnislosigkeit überspringen.
- Man kann das Brauchen (oft von Hilfeleistungen) unterschätzen, weil man seine eigenen Kräfte überschätzt (Teil eines narzisstischen Prozesses).
- Man kann allzu häufig das, was man jetzt braucht, auf später verschieben und das Bedürfnis eine Zeit lang unterdrücken – mit schädigenden Folgen für den Körper.
- Man kann sich einbilden, etwas zu brauchen, was man nicht braucht – der Beginn jeder Sucht.

Abb. 33: Störungen in der Ich-Funktion des Brauchens
(© Dreitzel/Stelzer 2004)

Das **Wünschen** geht über das Elementare des Brauchens hinaus. Wir Menschen sind luxurierende Wesen; wir haben alle möglichen Bedürfnisse und Interessen, die über die bloße Erhaltung des individuellen Lebens und des Lebens der Gattung hinausgehen. Zur Ich-Funktion des Wünschens gehört zweierlei: das frei schweifende Sich-Erträumen, um herauszufinden, was man sich eigentlich wirklich wünscht, und das Pläne-Schmieden und sich damit beschäftigen, auf welchen Wegen das Gewünschte am besten erreicht werden kann

Die folgenden **Störungen der Ich-Funktion des Wünschens im Vorkontakt** können auftreten:

Man kann das Wünschen überspringen und vom Brauchen gleich zum Wollen übergehen: z.B. weil man glaubt (ein Introjekt), dass einem nichts anderes zustünde als das, was man eben gerade so braucht.

12 Man kann von einem einzelnen Wunsch besessen sein und damit keine Alternativen mehr zur Kenntnis nehmen; ein hysterischer Prozess.

11 Man kann sich in endlosen Planspielen verfangen und vor lauter Einschätzungen und Abwägungen nicht mehr zum Handeln kommen (das Hamlet-Syndrom = ein zwanghafter Prozess).

9 Man kann im Phantasiespiel des Wünschens hängen bleiben und sich mit Luftschlössern begnügen; ein schizoider Prozess.

Abb. 34: Störungen in der Ich-Funktion des Wünschens
(© Dreitzel/Stelzer 2004)

Mit unseren Wunschfantasien tasten wir die Umwelt nach erregenden Stimuli ab und wecken zugleich neue Potenziale der Selbst-Verwirklichung. Wer sich alle Tagträume versagt, bekommt ein unrealistisches Bild von seinen Möglichkeiten. Man bleibt dann aus Sicherheitsgründen in der Enge seines eigenen Vorgartens stehen.

Mit unseren Plänen überprüfen wir spielerisch und erst einmal im Raum der bloßen Vorstellungen die Möglichkeiten zur Verwirklichung unserer Wünsche und sortieren auf diese Weise schon im Vorfeld das Unrealisierbare aus. Wer diese Funktion überspringt, wird unter Umständen gegen Mauern rennen und seine Ressourcen verschwenden wie z.B. jemand, der sich in eine unerwiderte Liebe verrennt.

Wenn wir aber unserem Wünschen freien Spielraum lassen, ordnen sie sich von allein so, dass wir schließlich wissen, was wir wirklich wollen, sodass aus den Plänen Planungen werden können, in die nun unsere ganze Energie fließt. Das **Wollen** ist noch nicht Handeln, aber es ist die notwendige Vorstufe dazu; es besteht aus Entscheiden, Hemmen und Fördern: wir entscheiden uns endgültig für die Realisierung derjenigen Wünsche, die sich in unseren Planspielen als realisierbar erwiesen haben, und konzentrieren dann unsere Energie auf die Förderung dieses einen Planes, während wir andere Triebansprüche und Wünsche hemmen und zurückstellen. Das heißt, wir entschließen uns zu einem Ja für dieses Ziel und diese Handlungsrichtung und zu einem Nein zu anderen Zielen und anderen Handlungsrichtungen. Das Wollen ist ein Prozess der Mobilisierung von Energie und ihrer Fokussierung auf ein bestimmtes Ziel. Wenn sich diesem Prozess innerlich nichts entgegenstellt, empfindet der Mensch ein natürliches Selbstbewusstsein, d.h. das Gefühl, das Zentrum von Entschlusskraft und Tatkraft zu sein. Unser **Wille** ist eine bedürfnisgeleitete und an den Ressourcen orientierte Selbstorganisation von Entscheidungsprozessen, die in der Regel mit dem beginnen, wozu wir Nein sagen.

Die folgenden **Störungen können im Bereich der Ich-Funktion des Wollens** auftreten:

Man kann das Wollen überspringen, wie es oft bei Überreizung und Überdruss durch die Konsumwelt passiert. In diesem Fall werden die Handlungen energielos, unfokussiert und zerstreut sein.

Man kann sich in seinem Wollen durch ein Introjekt behindern (z.B. „Das schaffe ich sowieso nicht", siehe „depressiver Prozess"). Dann wird man nicht genug Kraft aufbringen, um die gewollte Richtung energievoll einzuschlagen. 10

Man kann sich bei der Durchsetzung seiner Ziele nur auf seine Machtposition verlassen; dann wird man kraftlos dastehen, wenn einem diese Machtposition genommen wird.

Man kann seine Kraft und seine Energie überschätzen und glauben, ohne Hilfe und Bündnispartner zurechtzukommen.
Dann wird man sich rasch verausgaben und sich überdies Feinde machen.

Abb. 35: Störungen in der Ich-Funktion des Wollens
(© Dreitzel/Stelzer 2004)

Bei diesen Beispielen könnte leicht vergessen werden, dass die Es-Funktionen auch für das **Bedürfnis nach Rückzug und Regeneration** gelten: Aber auch Schlaf, Erholung und Entspannung sind elementare Bedürfnisse des Organismus, deren Befriedigung wiederum auf der Trias von Brauchen, Wünschen und Wollen aufbaut. Und wie oft finden sich hier Störungen! Wenigen ist es vergönnt, ihrem Schlafbedürfnis dann nachzugeben, wenn es auftritt, und sei es tagsüber. Viele träumen von Erholungsparadiesen und laufen bei der Realisierung dieser Träume erneut Gefahr, sich in Stress zu begeben und zu überanstrengen. Entspannung heißt in der Regel auch Rückzug aus allzu viel Kontakt, was aber bei vielen Verlassenheitsängste auslöst. Auch der notwendige Rückzug aus dem Kontakt muss gewünscht, geplant und gewollt werden.

Eine oft übersehene Quelle von Störungen ist **die Vertauschung der Reihenfolge von Brauchen, Wünschen und Wollen** bzw. das Auslassen der einen oder der anderen dieser Es-Funktionen. Erwachsene Süchtige und Kinder (oft angehende Süchtige) reden sich selbst und anderen gern ein, dass sie brauchen, was sie sich wünschen: *Ich habe Hunger, ich brauche eine Eiscreme* (oder irgendeinen anderen Kick). Aber jedes gesunde Wünschen muss auf dem Brauchen aufbauen. Gewiss geht es immer über das Notwendige (das ohnehin sehr relativ ist) hinaus, aber es muss, um wirklich zu einer Bereicherung zu führen, anknüpfen an wirkliche Bedürfnisse und Interessen, auch wenn diese vielleicht erst frisch geweckt worden sind. Fast jeder in der Konsumgesellschaft hat schon die Erfahrung gemacht, sich ‚überkauft' zu haben, mehr mit nach Hause zu bringen, als er überhaupt bewältigen und verkraften kann – zu Hause stellt sich dann nach einer Weile heraus, dass es sich um nutzlose Gegenstände handelt, die nur die Schränke verstopfen und nach einer mehr oder weniger langen Schamfrist wieder entsorgt werden. Wer im Kontaktprozess das Brauchen ganz und gar überspringt, hat später ein Müllproblem oder sonst zu viel am Hals. Wer das Wünschen und Planen überspringt, wird dagegen eher einen ärmlichen Kontaktprozess erleben – er mag wollen, was er braucht, und das auch erhalten, aber alles wird sich in engen Grenzen bewegen. Und wer schließlich das Wollen überspringt, bleibt jedenfalls in diesem Kontaktprozess willensschwach und angepasst, denn der Mangel an selbst mobilisierter Kraft verursacht ein Machtvakuum, das automatisch von anderen gefüllt wird.

Die **Bearbeitung der Es-Funktionsstörungen** ist, soweit diese von gravierender Natur sind, in der Therapie eine vordringliche Aufgabe, eben weil die Es-Funktionen der Motor jedes Kontaktprozesses sind, ohne die buchstäblich nichts läuft. Es kann dabei durchaus sein, dass diese Bearbeitung eine lange Zeit in der Therapie in Anspruch nimmt, und bei schweren psychischen Erkrankungen, wie bei Magersucht, ist die ganze Therapie auf diese Funktionsstörung ausgerichtet. Das heißt aber nicht, dass geschwächte Es-Funktionen immer sofort offensichtlich sind. Um die Ich-Funktionen des Brauchens, Wünschens und Wollens neu zu beleben und damit die Es-Funktionen des Selbst im Kontaktprozess sicherzustellen, muss der Therapeut Auge und Ohr für die Problemkontexte haben, in denen die Symptome von Es-Funktionsstörungen auftauchen.

Wenn es um Es-Funktionsstörungen im Bereich der Triebe, Bedürfnisse und Interessen geht, ist die eigene **Bedürftigkeit** der Problemkontext. Das heißt, es geht zentral um das Spüren und Akzeptieren der Tatsache, dass der leibseelische Organismus immer auf den Austausch mit seiner Umwelt angewiesen ist, gleichviel um welchen Aspekt seiner Existenz es sich handelt – Leben heißt bedürftig sein. Aber es geht in der Gestalttherapie natürlich nicht darum, diese allgemeine Tatsache intellektuell zu verstehen, sondern um das Spüren und Annehmen ganz konkreter Bedürfnisse. Wer seinen Hunger nicht mehr spürt, wie das bei Magersüchtigen der Fall ist, erlebt nicht mehr den Mangel, den sein Körper erleidet. In der Therapie geht es darum, den Mangel aufzuspüren und zu erleben, sodass sich ein Begehren ausbilden kann. Deshalb sind Fragen wie Was fehlt dir? Worin leidest du einen **Mangel**? Was brauchst du? auch gleich zu Anfang in der Therapie immer richtig. 6b

Das **Ziel** der Therapie auch der Es-Funktionsstörungen ist natürlich die Aufhebung der der Hemmung zugrunde liegenden Verdrängung durch das Auffinden des verborgenen neurotischen Motivs. Der **Weg** dahin aber führt notwendig über das Entdecken und Spüren des Mangels im Körper. Somit muss die Therapie also als Erstes dem Patienten zu einem verbesserten **Gewahrsein des eigenen Körpers** verhelfen. Er muss, angeleitet durch Selbsterfahrungsübungen, lernen, seinen Körper nicht nur da, wo ein Mangel herrscht, sondern überall und rundum zu **bewohnen**, mit seinem Gewahrsein zu durchdringen, mit seiner Achtsamkeit sich vertraut zu machen und schließlich zu lieben. Gestalttherapie setzt auf das genaue Erspüren und Empfinden des Körpers, auf die *Sensory Awareness* der eigenen Leiblichkeit zum Abbau der falschen (z.B. durch Werbung), fremd gesteuerten Selbstbilder.

Sobald der Mangel gespürt, das Elend des vernachlässigten Körpers erlebt ist, wird der Körper durch äußere **Stimuli** wieder erregbarer. Nun beginnt sich das Wahrnehmungsfeld bereits durch das Bedürfnis zu strukturieren: Ein hungriger Mensch riecht Würstchenbuden und entdeckt Restaurants, die er vorher übersehen hat. In der Therapie geht es nun darum, die Sinne für die Stimuli der Umwelt wieder zu schärfen und im **Abwägen und Vergleichen** die Vorfreude zu beleben, sowie darum, diese **Erregung** sich selbst zu erlauben und anderen auch zeigen zu dürfen – aus dem Brauchen wird nun ein Wünschen.

Bei dieser Arbeit kommen häufig Introjekte zum Vorschein, die das freie Fließen der Traum-Vorstellungen und Plan-Spiele behindern. Solche Introjekte können z.B. heißen: *Ich bekomme sowieso nie, was ich mir wünsche. Man sollte mit dem auskommen, was man hat. Träum nicht, mach dich an die Arbeit! Man muss immer realistisch bleiben.* Neben diesen aus dem wirklich erfahrenen und dann verinnerlichten ökonomischen Mangel der Elternhäuser stammenden Introjekten gibt es aber auch bei den Wohlhabenden (und das ist in Deutschland mehr als ein Drittel der Bevölkerung!) zunehmend einen Überdruss, der alles Wünschen fad werden lässt. Auch dem liegt freilich ein nicht gespürter Mangel zugrunde, bei dem es aber nicht um Materielles geht, sondern um Liebe und Aufmerksamkeit, die einem entgangen sind, um lohnende Herausforderungen und überzeugende Ziele, die jetzt fehlen, und um sinnvolle Aufgaben und immaterielle Freuden, die erfüllen könnten. Der Mensch lebt eben nicht nur vom Brot allein, sein Leben braucht auch Sinn.

Wenn es dann schließlich um den Willen geht, in dem das Gewünschte erreicht und durchgesetzt werden muss, ist der zentrale Problemkontext das eigene **Entscheidungsvermögen**, durch das die Energie gebündelt und die Machtverhältnisse im Feld geklärt werden. In der Entscheidung, welche meiner Wünsche durch mein Handeln nun befriedigt werden sollen, fließen mehrere Prozesse zusammen: erstens eine Kosten-Nutzen-Abwägung im Hinblick auf die Stärke der Wünsche und die Energie, die ich zu ihrer Erfüllung aufwenden muss; zweitens eine realistische Einschätzung der Macht- und Kräfteverhältnisse im Organismus/Umwelt-Feld; und drittens moralische Erwägungen bei der Frage, wie viel Verletzungen im Umfeld ich in Kauf nehmen will oder darf. Aus der Beantwortung dieser Fragen ergibt sich die **Organisation der Ja- und Nein-Funktionen**, die die innere Struktur der Entscheidung ausmacht. In der Therapie wird es also in diesem Bereich zentral um die Frage gehen, ob, wo und wie sich der Patient daran hindert, sich zu einem Nein zu entscheiden und zu einem Ja zu entschließen (vgl. dazu vom Verfasser: *Das entschiedene Nein und das entschlossene Ja; in: Gestalttherapie 9.1995, H.1,*.17-27). Im Allgemeinen ist es die Schwierigkeit, Nein zu sagen, woran es hapert.

Die Schwierigkeit, Nein zu sagen und damit zu Entscheidungen zu kommen und sich abzugrenzen, beruht biografisch oft auf einem Mangel an Grenzen in der Kindheit. Für den Aufbau eines eigenen Ich-Bewußtseins ist zunächst ausschlaggebend, dass das Kleinkind das mütterliche Nein erlebt, das es dann imitieren kann. Das beginnt im Krabbel-Alter, wenn das Kind anfängt, sich selbstständig fort zu bewegen. Das Kind wird nun ständig das Nein der Mutter, also der bislang nur versorgenden Bezugsperson, hören, mit dem diese das Kind und die Umgebung vor Schaden bewahren will. Das Kind ahmt dieses Nein zunächst einfach nach, entdeckt dann aber, dass diese Neins selbst bei ihm eine gewisse Macht haben und entdeckt daran nun seine eigenen Kräfte und deren Grenzen. Das steigert sich bis ins Trotzalter hinein, wo das Kind, nun schon mit erheblicher Kraft, seine Grenzen austestet. Aus dieser Begegnung mit der Realität wächst das Ich-Bewusstsein des Kindes, bez. sein Gefühl, eine Person zu sein, ein Zentrum von ihm eigenständig ausgehender Wirkungen. Wenn aber das mütterliche Nein fehlt bez. viel zu selten und vor allem zu unentschieden ausgesprochen wird, fehlt dem Kind die Möglichkeit, seine eigene Reichweite auszutesten und es kann nur ein schwaches Realitätsbewusstsein und ein geringes Gefühl für die Kraft seiner eigenen Person entwickeln Die Schwierigkeit, auf entschiedene und bestimmte, aber nicht unbedingt unfreundliche Weise Nein zu sagen, liegt häufig den Störungen in den aggressiven Funktionen zugrunde und muss deshalb bei der Wiederbelebung dieser Funktionen in der Regel als erstes bearbeitet werden.

Abb. 36: Die Schwierigkeit, Nein zu sagen (*© Dreitzel/Stelzer 2004*)

Achtung! Die Es-Funktionen erschöpfen sich allerdings noch nicht im Vorkontakt, sondern treten noch einmal in den Vordergrund, wenn es im **Vollen Kontakt** um die Funktionen der Sättigung und Befriedigung geht; vgl. dazu Kap. IV, 7.

Abschließend seien die Es-Funktionsstörungen im Vorkontakt noch einmal am **Beispiel der Sexualität** erläutert. Der Geschlechtstrieb ist natürlich eine der stärksten Es-Funktionen überhaupt. Für Freud stand er im Zentrum des neurotischen Geschehens, während Perls sich eher mit dem Hunger befasst hat, weil für ihn wegen der Bedeutung der Introjekte für die Neurosenbildung der Vorgang des Kauens zum Ausgangspunkt seiner Überlegungen zur Psychopathologie wurde. Auch hat sich seit Freud natürlich der gesellschaftliche Kontext der Sexualität total verändert. Das sollte allerdings nicht dazu verführen, die Bedeutung, die die Sexualität für die Neurosenbildung auch heute noch hat, zu unterschätzen.

Zur Entfaltung sexueller Bedürfnisse im Vorkontakt

1. Zunächst gilt es, auch hier die eigene Bedürftigkeit anzuerkennen und zu spüren. Das ist heute noch vor allem bei denjenigen ein Problem, die sich dem Zölibat unterwerfen, und auch immer noch bei denen, die ihre eigene Homosexualität entdecken. Verleugnungen führen, wie bekannt, häufig zu Missbrauch Abhängiger und können bei Homosexualität bis in die Psychose führen.

2. Dann kommt es darauf an, ob die sexuelle Neugier zugelassen werden kann – was für alle, die in festen Beziehungen leben, zum Problem werden kann – und ob die eigene Erregung gespürt und dem Partner auch gezeigt werden darf – was noch immer für viele Frauen ein Problem ist, die hier nach wie vor unter dem langen Schatten früherer Unterdrückung der weiblichen Sexualität leiden. Dabei geht es bei Neugier und Erregung zunächst nur um bloße Wünsche, die allerdings schon in der Fantasie zugelassen oder gehemmt werden können. Das ist im Bereich der Sexualität besonders wichtig, weil nicht alles, was in der Fantasie problemlos ist, sich ohne moralische oder soziale Bedenken realisieren ließe, die bloße Vorstellung aber doch schon eine Teilbefriedigung erreichen kann.

3. Schließlich geht es darum, den Willen zu konzentrieren, die notwendigen Entscheidungen zu treffen und die Energie zu fokussieren. Dabei stellt sich schnell heraus, dass die Sexualorgane offenbar ihr Eigenleben haben und dem Willen durchaus nicht immer gehorchen wollen. Die Bereitschaft des Körpers zum Geschlechtsverkehr (hier durch Feuchtigkeit und Sich-Öffnen, dort durch Erektion) lässt sich nicht erzwingen. Störungen dieser Art liegen meistens am Überspringen der Phase des Wünschens. Es kann aber auch sein, dass ein Nein gegenüber dem Begehren des anderen nicht zum Ausdruck gebracht oder von jenem übergangen worden ist. Im Bereich der Sexualität ist allemal Aussprache und Absprache, Zusammenspiel und Kooperation mit dem Partner essentieller Bestandteil der Willensbildung selbst.

Achtung! Ähnlich wie bei den Essstörungen gibt es allerdings auch bei den sexuellen Schwierigkeiten, die nicht im Vorkontakt, sondern erst im Zusammenhang mit dem **Vollen Kontakt** auftreten. Sie werden dann dort besprochen.

6. Die Störungen in der Wahrnehmung und in den aggressiven Funktionen

Die meisten neurotischen Prozesse beginnen in der zweiten Phase des 1
Kontaktprozesses, wenn es um die Orientierung in der vorgefundenen
Umwelt und ihre Umgestaltung mit dem Ziel der Bedürfnisbefriedigung
geht. Das heißt, sie manifestieren sich als Wahrnehmungsstörungen und
Störungen in den aggressiven Funktionen. Über die Wahrnehmungssinne
und die Sprechfunktionen nehmen wir die Informationen auf, die wir zur 10
Orientierung in unserer Umwelt brauchen. Und hier ist eine Quelle zahllo-
ser Störungen: Ich kann nicht wissen, wie es mein Gegenüber meint, wenn 11
ich ihn nicht anschaue; ich kann nicht wissen, was er mir sagen will, wenn
ich ihm nicht zuhöre; ich kann nicht wissen, welche relevanten Informa- 12
tionen er für mich hat, wenn ich ihn nicht frage; ich überlasse es dem Zu- 13
fall, wie er reagiert, wenn ich nicht *zu* ihm spreche. In praktisch allen neu-
rotischen Prozessen ist das Hinsehen, das Hinhören und das Zu-jeman- 14
den-Sprechen gestört, und das ist der Grund, warum die elementare Arbeit
am Blickkontakt, am Hörkontakt und am Sprechkontakt in der Gestaltthe-
rapie eine zentrale Rolle einnehmen muss.

Zu Recht sprechen Anthropologen und Psychologen oft von den **senso-motorischen Funktionen**, betonen also die enge Koppelung von Wahrnehmungs- und Aggressionsfunktionen. Der aufrechte Gang des Menschen setzt das Auge-Hand-Feld frei, in dem eine gegenüber dem Tier neuartige Koordination von Wahrnehmung und Zugreifen einen anderen, effektiveren Zugang zur Welt ermöglicht. Das darf nicht vergessen werden, wenn hier die beiden Funktionsgruppen um der analytischen Klarheit willen nacheinander und getrennt erläutert werden.

Doubrawa/ Blankertz (Einladung zur Gestalttherapie, Wuppertal 2000) haben die zweite Phase des Kontaktprozesses unterteilt in ein Stadium „Kontakt mit der Umwelt – Sehen und Tasten" (das Hören fehlt) und ein Stadium „Aggression". Was hier begrifflich zunächst einleuchtet, lässt sich aber in der Wirklichkeit nicht trennen: Manchmal ist Sehen und Zugreifen ein Akt, manchmal greift man erst zu, holt etwas ans Licht und betrachtet es erst dann, oder: Lesen und Begreifen können eins sein, usw. Ähnliche Bedenken habe ich auch gegen die Trennung des Vorkontakts in zwei Stadien, die die gleichen Autoren vornehmen.

Die Stichworte für die drei aggressiven Ich-Funktionen im Kontaktprozess lauten **Zugreifen, Zerlegen, Beseitigen**. Dabei geht es, wie bei der Wahrnehmung auch, um das Annehmen (Ja sagen) und Verwerfen (Nein sagen) vorgefundener oder selbst geschaffener Elemente des Umfeldes nach dem

Kriterium der beabsichtigten Bedürfnisbefriedigung (Bei PHG heißen diese Prozesse *identification* und *alienation*, weil das Selbst sich in der Tat mit diesem identifiziert und von jenem entfremdet, entfernt). **Zugreifen** heißt auch Initiative ergreifen, sich annähern und sich darauf zu bewegen, und nicht zuletzt das Be-Greifen des Verstandes. Das **Zerlegen** (bei PHG *destruction*) bezieht sich auf vorgefundene Gestalten, ob das nun ein Stück Nahrung ist, das zerschnitten, gekocht und zerkaut werden muss, um genießbar zu sein, oder ein Text wie dieser, der geistig durchgekaut werden muss, um verstanden zu werden. Das **Beseitigen** (bei PHG *anihillation*) meint das Aus-dem-Weg-Räumen dessen, was stört oder gar schädlich ist: Die Nahrung muss gewaschen, geschält und von faulen Stellen bereinigt werden, der gelesene Text muss von (für mich) nutzlosen Passagen entlastet und befreit werden – ich übergehe sie einfach. Diese aggressiven Funktionen können natürlich vielerlei Ängste auslösen, weil wir mit ihrer Hilfe unser Umfeld umgestalten und uns Teile daraus zu Eigen machen, und das geht nicht, ohne Widerstände zu überwinden. Im sozialen Kontext, in dem sich fast alle therapeutisch relevanten Kontaktprozesse abspielen, heißt das: Wir sind auf Kooperation angewiesen, müssen uns auseinander setzen und durchsetzen, stoßen auf Widersacher und machen uns gegebenenfalls auch Feinde. Der schlimmste Fall ist, wenn ich etwas Elementares von jemandem brauche, der mir dies verweigert, auf den ich jedoch angewiesen bleibe. Dies ist die Situation eines kleinen Kindes, dem die Bezugsperson ausreichend Nahrung oder Aufmerksamkeit oder liebevolle Zuwendung verweigert – vergleichbar nur dem Kranken, dem Hilfe, oder dem Gefangenen, dem die Freiheit verweigert wird.

Bei der therapeutischen Bearbeitung von gehemmten Aggressionen muss der Blick zunächst noch einmal auf den Vorkontakt gerichtet werden: Ist womöglich der Wille geschwächt, also die Entscheidungsfähigkeit und die Kraft zum Sammeln und Fokussieren der Energie beeinträchtigt? Dann wird die Wiederherstellung der Fähigkeit, Nein zu sagen, gewöhnlich im Zentrum der Arbeit stehen. Danach das Gleiche auf der Ebene der Wahrnehmung: Kann der Patient finden, was er braucht und sich wünscht? Und kann er umgekehrt das Unerwünschte, aber von der Umwelt Angebotene und Nahegelegte ablehnen? Dann weiter: Kann er bitten und fordern? Ist er beweglich genug, um sich anzunähern, statt vergeblich zu warten, dass ihm die Taube in den Mund fliegt? Traut er sich nun auch, das Vorgefundene zu zerlegen und Brauchbares von Unbrauchbarem zu scheiden? Kann er sich schließlich lösen von Gewohntem aber Abgestandenem, sich trennen und seine eigenen Wege gehen? All dieses sind aggressive Funktionen, die immer zum Leben gehören und die erst einmal nichts mit Feindseligkeit zu tun haben, und all dieses muss bearbeitet werden, bevor es sinnvoll ist, Selbsterfahrungsübungen anzuleiten, bei denen es zu einem emotionalen und motorischen Handeln kommt.

7. Die Störungen beim Vollen Kontakt

In der Phase des Vollen Kontakts vollzieht sich das eigentliche Wunder im 15
Austauschprozess zwischen dem leib-seelischen Organismus des Menschen und seiner jeweiligen Umwelt, nämlich dass in ihr, und sei es nur für wenige Augenblicke, die Spaltung unserer Erfahrung von Welt in Subjekt und Objekt aufgehoben ist. Ans Ziel der Bedürfnisbefriedung gelangt, verschmilzt der Organismus mit den für sein Bedürfnis relevanten Teilen oder Aspekten der Umwelt zu einer einzigen Erfahrungsgestalt: Schmecken, Kauen, Schlucken – Gaumen, Zunge, Zähne, Nahrung, das alles fließt im Erleben zu einer Einheit zusammen, das allerdings nur dann ein intensives Erleben wird, wenn es mit entsprechendem Gewahrsein begleitet ist. So. z.B. wenn wir ganz im Hören einer Musik aufgehen oder tief in den Anblick einer Schönheit versunken sind.

Das Gleiche gilt für alle, also auch für die in der Therapie besonders relevanten sozialen Kontaktprozesse. Jeder gelingende Kontaktprozess durchläuft diese Phase des Vollen Kontakts. Es mag nur ein Moment der Verstehens oder Einverständnisses sein oder eine orgastische Erfahrung, es mag das Erfolgserlebnis bei gelingender Zusammenarbeit oder das Berührt-Werden durch die Freude oder Trauer eines anderen Menschen, ja es kann sogar die Erfahrung von Sieg, Niederlage oder Patt im einem Streit sein – immer dann lassen wir die auf ein Ziel gerichteten Ich-Funktionen los und geben uns einer Situation hin oder lassen uns in eine Begegnung fallen. In diesen Momenten – und nur in ihnen – kann sich die Forderung Martin Bubers erfüllen, dass aus der Ich-Es-Beziehung eine Ich-Du-Beziehung werden muss. Und ohne diese Momente bleiben alle Kontaktprozesse hohl und unbefriedigend.

Das gilt nun auch für die therapeutischen Kontaktprozesse. Dieter Teschke hat zu Recht diese Augenblicke des Vollen Kontakts im therapeutischen Prozess *„existentielle Momente in der Psychotherapie“* genannt (vgl. *Dieter Teschkes überaus verdienstvolle Untersuchung therapeutischer Prozesse in: Existentielle Momente in der Psychotherapie, Münster 1996)* Es sind die Momente, in denen ein Gestalttherapeut all sein professionelles Handwerkszeug hinter sich lässt und sich ganz und gar als der Mensch, der er hier und jetzt ist, in die Begegnung mit dem Patienten hinein gibt und riskiert. Deshalb sind die Störungen im Vollen Kontakt nicht nur für den Patienten, sondern auch für den Therapeuten von besonderer Bedeutung.

Die zentrale Hemmung im Vollen Kontakt ist die **Angst vor Kontrollverlust.** Nachdem der Erfolg und das Selbstwertgefühl bis dahin durch den ganzen Kontaktprozess hindurch durch den Willen, etwas zu erreichen, und die Fähigkeiten zur Umgestaltung des Umfeldes bestimmt – also handlungsorientiert – war, und uns damit ein bestimmtes Maß an Kontrolle über uns selbst und unser Umfeld abverlangt hatte, dürfen nun diese Fähigkeiten plötzlich nichts mehr gelten und müssen alle Kontrollen fallen gelassen werden – denn nur so ist die genussvolle Verschmelzung und bereichernde Aufnahme des Neuen möglich.

Die Aufgabe der Kontrolle macht einen Menschen aber verletzlich, sodass es eines gewissen Schutzraums bedarf, wie ihn z.B. die Intimität bietet, um sich darauf einzulassen. Verständlicherweise ist dann die Angst vor Kontrollverlust besonders stark bei jemandem, der schlechte Erfahrungen damit gemacht hat, in solchen Momenten den anderen zu vertrauen. Solche Erfahrungen liegen meistens in der Kindheit verborgen und sind oft in der Gegenwart nicht mehr bewusst. Deutlich dagegen ist das Gefühl der eigenen Autonomie, mit der man glaubt, immer noch am besten gefahren zu sein – auf wen könnte man sich besser verlassen, als auf sich selbst?

15 Störungen im Vollen Kontakt sind narzisstische Prozesse oder eine chronische Unfähigkeit, die Kontaktgrenze durchlässig werden zu lassen und vorübergehend in einen Zustand gesunder Konfluenz zu sinken. Was retroflektiert wird, ist paradoxerweise hier nicht eine Tätigkeit oder Handlung, sondern das Loslassen und Sich-Verströmen. Diese Retroflektion mit den sie begleitenden Katastrophenfantasien („Wenn ich meine Tränen zulasse, höre ich nie wieder auf zu weinen“ etc.) gilt es, therapeutisch zu bearbeiten.

Vier Punkte zu beachten bei der Therapie narzisstischer Störungen im Vollen Kontakt

1. Der gefürchtete Kontrollverlust ist zugleich das, was ganz tief ersehnt wird.
2. Um die Erfahrung eines Vollen Kontakts ohne die befürchtete Katastrophe des anschließenden Verlassenwerdens in der therapeutischen Situation möglich zu machen, ist ein entsprechender emotionaler Schutzraum wichtig, in dem wirkliche Berührung zwischen Therapeut und Patient oder zwischen Patient und einem anderen Gruppenmitglied sich entwickeln kann, und der – ganz wichtig! – auch im Nachkontakt noch erhalten bleiben muss.
3. Gegen die oft starke und manchmal bis ins Sadistische gehende Aggressivität des Patienten muss der Therapeut immun sein – sie ist nichts als aus Angst geborene Abwehr, hinter der sich die verdrängte Sehnsucht verbirgt.
4. Narzisstische Störungen führen zu einer u. U. extrem erhöhten Kränkbarkeit. Die Kränkungen entstehen aus dem Erleben der Diskrepanz von Selbstbild und Realität. Dieses Erleben ist mit starken Schamgefühlen verbunden, die häufig auf den Verursacher der Kränkung, z. B. den Therapeuten, projiziert werden, der dann als Täter erlebt wird.

Abb. 37: Vier Punkte, die bei der Therapie narzisstischer Störung zu beachten sind (© Dreitzel/Stelzer 2004)

Schließlich muss gesagt werden, dass gerade Therapeuten oft zu narzisstischen Prozessen neigen und dann natürlich zu einer existentiellen Begegnung mit ihren Patienten nicht in der Lage sind. Das kann dann an einem Mangel an Reflektion über die Berufswahl, oder anders gesagt am so genannten Helfersyndrom, liegen. Im narzisstischen Prozess wird ja der andere nicht wirklich als der Andere, also als ein eigenständiges autonomes Menschenwesen wahrgenommen, sondern manipuliert, zum Objekt gemacht und damit unter Kontrolle gehalten. Und wo ginge das leichter als in der Rolle des Psychotherapeuten, der es mit „Hilfsbedürftigen" zu tun hat, über die er eine diagnostische Definitionsmacht ausübt? Wenn der *Therapeut* die Kontrolle aufgibt, gilt das leicht als unprofessionell. In Wahrheit aber ist es ebenso unprofessionell, sich den Momenten einer Ich-Du-Begegnung zu entziehen, wenn sie anstehen, als umgekehrt zu glauben, es sei für eine effektive Therapie ausreichend, die Patienten zu lieben und damit so zu tun, als bestünde der therapeutische Kontaktprozess nur aus tiefen Begegnungen im Vollen Kontakt.

8. Die Störungen im Nachkontakt und die Persönlichkeitsfunktionsstörungen

6 Der Zusammenhang zwischen den Ich-Funktionen des Nachkontakts und den Persönlichkeitsfunktionen des Selbst ist vielleicht nicht sofort einsichtig. Die Persönlichkeitsfunktionen entstehen daraus, dass wir uns mit dem identifizieren, was wir sind, und zu wem wir eine Beziehung haben, d.h. mit unserer Natur und unseren gesellschaftlichen Bindungen. Beides aber ist ein Ergebnis von Kontaktprozessen, die sich erst im Nachkontakt vollenden. Das gilt natürlich für unsere persönlichen Beziehungen, aber eben auch für unseren Körper mit seinen Stärken und Behinderungen, sowie für unsere Begabungen und unsere Schwächen.
Immer ist das, was ein Mensch ist, Ergebnis von Wachstumsprozessen, die aus dem beständigen Austausch im Organismus/Umwelt-Feld entstehen. Aber anders als Tiere müssen Menschen sich zu dem, was aus ihnen geworden ist, noch einmal eigens verstehen. Wir sind nicht etwa schon Frau oder Mann von Geburt, sondern müssen unser biologisches Geschlecht als Geschlechtsrolle immer wieder neu bestimmen und ergreifen. Wir müssen uns noch einmal damit identifizieren, was es für uns heißen kann und soll, Mann oder Frau zu sein, dieses oder jenes Alter zu haben, zu dieser oder jener Rasse zu gehören (Natur) – aber auch damit, verheiratet zu sein oder Single, Therapeut zu sein oder Unternehmer, und Mitglied dieser oder jener Organisation oder Institution (Gesellschaft).

Dieses **Sich-Identifizieren mit und Einlassen auf** ergibt sich normalerweise wie selbstverständlich aus den jeweiligen Kontaktprozessen – vorausgesetzt sie werden durch einen gelingenden Nachkontakt abgeschlossen. **Die Ich-Funktionen des Nachkontakts – Einsinken-Lassen, Nachspüren, und Bewerten** – führen in einfachen wie in schwierigen Fällen von allein zu den notwendigen Identifikationen. Jedes Mal, wenn wir uns am Ende einer Begegnung verabschieden, wird allein durch Wortwahl, Stimme und Gestus zum Ausdruck gebracht, was diese Begegnung für mich gewesen ist (wobei es manchmal Übereinstimmung mit dem anderen gibt und manchmal nicht), und wie ich mir die weitere Beziehung vorstelle: War dies eine flüchtige Begegnung oder der Beginn einer langen Freundschaft, die Fortsetzung einer Arbeitsbeziehung oder deren Abbruch, ein Kampf um Sieg oder Niederlage oder ein Handeln in Solidarität und Kooperation? Und irgendwann definiere ich mich dann als Teilnehmer, Gefährte, Freund, Liebhaber, Kollege, und übernehme die Verpflichtungen und Verantwortlichkeiten aus dieser Rolle – oder ich ziehe mich zurück, trenne mich, gehe meiner Wege, oder definiere mich als Widerpart, Gegner oder Feind.

Natürlich wird hier sogleich klar, wie viele Schwierigkeiten und Störungen in diesem Prozess schon normalerweise auftreten. Hier sind freilich nur diejenigen von Belang, deren Ursachen neurotischer Natur sind. Ähnlich wie beim Vorkontakt ist auch im Nachkontakt die zeitliche Abfolge der drei Ich-Funktionen von Bedeutung. Störungen entstehen, wenn einzelne Funktionen übersprungen werden: Wird das **Einsinken-Lassen**, also ein gewisser Zeitraum, in dem ganz passiv nur die Sättigung und eine gewisse Ermüdung gespürt wird, ausgelassen, kommt es leicht zu vorschneller Ablehnung oder vorschneller Identifikation – ein hysterischer Prozess. Ähnlich, wenn man sich nicht Zeit und Raum zum **Nach-Spüren**, Nach-Schmecken, Nach-Denken, Nach-Vollziehen, Nach-Fühlen lässt und gleich zur Bewertung übergeht – ein narzisstischer Prozess. Schließlich kann auch dieses (gegebenenfalls gemeinsame) **Bewerten** übergangen werden und der Kontaktprozess endet in vagen Gefühlen und ohne tieferes Verständnis – ein depressiver Prozess. Oder das Bewerten findet kein Ende, kommt zu keinem Schluss, wird immer von neuem begonnen und wieder ergebnislos abgebrochen – ein zwanghafter Prozess.

Die stärksten Störungen im Nachkontakt entstehen, wenn ein Kontaktprozess so intensiv oder so neuartig war, dass Gefühle entstehen, und diese Gefühle vermieden werden. Dass gilt für jedes der zwei positiven und zwei negativen Nachkontakt-Gefühle:

Dankbarkeit als Gefühl im Unterschied zu Dankbarkeit als Haltung ist eine weiche Emotion von großer Kraft, die oft mit Tränen verbunden ist. Sie erinnert an das Schmelzen im Vollen Kontakt und wird deshalb notorisch durch die Grandiosität im narzisstischen Prozess vermieden. Auch im Nachkontakt können aber narzisstische Störungen noch auftauchen.

Spontaner Stolz ist ein Kontaktgefühl im Gegensatz zu einer stolzen Haltung, die eine Reaktionsbildung ist. Dieses Gefühl erinnert an die Freude, die zum Vollen Kontakt gehört, und passt nicht zu dem schwachen Selbstwertgefühl, das zu einer anderen Art des narzisstischen Prozesses gehört.

Echte **Schuldgefühle** bekommen wir, wenn wir unnötig oder ungerecht in unserem Umfeld Schaden angerichtet haben. Sie sind sehr unangenehm, weil sie gewöhnlich unser Selbstbild ankratzen, oder weil sie auf alte, selbstentwertende Introjekte stoßen und dadurch unerträglich werden. Manchmal, wenn Menschen sich durch eine kurze Unaufmerksamkeit oder durch eine tragische Verkettung von Umständen schuldig gemacht haben, sind sie für längere Zeit in einem Schockzustand, der sie stumpf und gefühllos macht. Aber das Schuldgefühl darf auf die Dauer nicht vermieden werden, wenn es zu einer heilenden Besinnung und Wiedergutmachung kommen soll. Andernfalls droht ein länger anhaltender depressiver Prozess.

Verzweiflung als spontanes Gefühl überkommt uns, wenn wir trotz aller Versuche und obwohl wir all unsere Kräfte eingesetzt haben, mit einem bestimmten Kontaktprozess immer wieder gescheitert sind. Auch dieses Gefühl ist natürlich sehr unangenehm. Aber geht man ihm aus dem Weg, wird man sich eher den Kopf einrennen, als sich neu zu orientieren und nach einem ganz anderen Weg zu suchen. Das führt dann leicht zu psychopathischen Prozessen, die auto-aggressiven Charakter annehmen. Die Kontaktgefühle haben eben eine stark motivierende Kraft, auf die wir gerade dann nicht verzichten können, wenn wir kognitiv am Ende zu sein scheinen und uns völlig gelähmt fühlen. Und deshalb ist klar, dass ihre Vermeidung in der Therapie zum Thema werden muss.

Alle diese Störungen im Nachkontakt haben Persönlichkeitsfunktionsstörungen zur Folge, weil die Bereicherung durch gelingende Kontaktprozesse – eine Stärkung und ein Zugewinn von Fähigkeiten und Kompetenzen sowie eine Vertiefung und Bekräftigung von Identifikationen – ausbleibt oder nur schwach und ambivalent eintritt. Es ist eine Pointe der gestalttherapeutischen Perspektive, dass sie unser jeweiliges Verhältnis zu unserem Körper, unseren persönlichen Stil und unser Verhältnis zu Moral und Religiosität (soweit sie nicht neurotisch sind) als das spontan entstehende und im Laufe des Lebens sich verändernde, wachsende und reifende Ergebnis von Kontaktprozessen begreift, und nicht als etwas, das wir introjiziert haben oder dem wir uns anpassen müssten. Deshalb konzentriert sich in der Gestalttherapie die Bearbeitung von Persönlichkeitsfunktionsstörungen auf die Steigerung des Gewahrseins im Nachkontakt.

Dennoch ist es – wie bei den Es-Funktionsstörungen – sinnvoll, die Thematik zu kennen, um die es hier geht und gehen muss, die Persönlichkeitsfunktionen also und ihre Problemkontexte, sowie auch die Wege, die therapeutisch zu den notwendigen Identifikationen führen. Längerfristige Therapien handeln, wie Irvin Yalom bemerkt hat *(I. D. Yalom: Die Liebe und ihr Henker & andere Geschichten aus der Psychotherapie, München 1990,* Einleitung), letztlich immer von einigen wenigen allgemeinen existentiellen Problemen des menschlichen Lebens: die Tatsache, dass wir um unseren Tod wissen; das Problem, wie wir unsere Individualität leben und zum Ausdruck bringen können, ohne uns dabei zu isolieren; die Frage, ob uns unsere Verantwortungen schicksalhaft auferlegt ist oder ob wir frei in ihrer Wahl sind; die Frage schließlich nach Sinn oder Sinnlosigkeit unseres ganzen Daseins. Nicht dass der Therapeut darauf eine Antwort bereithalten müsste – im Gegenteil, es ist immer Sache des Patienten, sich in dieser Welt selbst zu orientieren und zu verankern. Aber der Patient kann diese Fragen vermeiden, er kann um diese Problemkontexte einen großen Bogen machen oder sich mit Antworten aus zweiter Hand zufrieden geben, und dafür bezahlt er einen Preis: nämlich dass seine Lebendigkeit unter der Last gesellschaftlicher, u.U. religiöser Introjekte begraben wird und sein eigenes Fragen und Staunen erlischt.

Die wichtigsten Persönlichkeitsfunktionen sind Lebensmut, persönlicher Stil, Moral und Religiosität. Das Gefühl „Ich lebe, ich atme – auch wenn ich schwach bin; ich packe es an – auch wenn ich schon mal stärker war; ich habe Lust – auch wenn sie vergehen wird; ich bin neugierig – auch wenn ich Angst habe; ich liebe – auch wenn ich sterben werde", dieses Gefühl, dieser *élan vitale* ist es, den ich hier **Lebensmut** nenne. Er entsteht aus der Verankerung im eigenen Körper samt seinen Schwächen und seiner Sterblichkeit, aus dem sinnlichen Wissen, dass ich Natur bin und diese Tatsache meines Leib-Seins Grund und Träger aller geistigen und geistlichen Regungen ist, die ich im Leben je erfahren kann.

In der Therapie tut sich hier ein großes Feld auf: wer ist schon mit seinem Körper zufrieden und wer vermeidet nicht den Gedanken an Alter und Tod? Am wichtigsten ist, dass falsche Identifikationen auf den elementaren Ebenen von Geschlecht, Alter und Gesundheit und mangelnde Identifikationen mit bestehenden Behinderungen bearbeitet werden – das allein wäre schon ausreichend Stoff für eine Therapie.

Wir leben in einer Gesellschaft, die außerordentliche Ansprüche an die Subjektivität jedes Einzelnen stellt. Immer weniger wächst man in vorgegebene soziale Rollen hinein, immer größer werden die Gestaltungsspielräume für die eigene Selbstverwirklichung, aber auch die Anforderungen an Anpassungsfähigkeit und Flexibilität. Es wird von jedermann erwartet, dass er einen **persönlichen Stil** entwickelt, sich von anderen abhebt und etwas Eigenes darstellt. Hier ist eben die Kreativität und das spielerische Selbstdarstellungsvermögen gefragt, die so oft gehemmt sind. Die Schwierigkeit hier liegt darin, dass man die widersprüchlichen Anforderungen ausbalancieren muss, die schon im Begriff „persönlicher Stil" liegen: Einerseits soll der individuelle Stil die Einzigartigkeit des jeweiligen Menschen zum Ausdruck bringen, andererseits macht das Wort Stil keinen Sinn, wenn es sich nicht auf die Allgemeinheit mindestens einer Gruppe bezieht. So hängt der persönliche Stil letztlich davon ab, an welchen Bezugsgruppen man sich orientiert, und die wechseln im Laufe der Lebens, und es können zu jeder Zeit auch mehrere sein. Man orientiert seinen Stil an sozialen Milieus und sozialen Szenen, zu denen man sich peripher oder zentral zugehörig fühlt und demonstriert damit Wert- und Geschmacksorientierungen.

Vgl. dazu die anschauliche und gut lesbare soziologische Untersuchung gesellschaftlicher Milieus und Szenen in Deutschland von *Gerhard Schulze: Die Erlebnisgesellschaft (Frankfurt a.M. 1992).*

Dabei kann der Druck zur Anpassung an die Normen eines Milieus oder einer Subkultur, die immer auch durch die Kulturindustrie und den Konsumgütermarkt mitgesteuert sind, erheblich sein. Wer sich dem widersetzt, läuft Gefahr, sich zu isolieren. Wer sich andererseits diesem Druck ergibt, hat das Persönliche am Stil schon wieder verloren. So bleibt es eine lebenslange Aufgabe, immer wieder neu seinen Stil zu erfinden und zu entdecken, zugleich man selbst zu bleiben und doch Freunde und Gefährten unter den Zeitgenossen zu finden. In der Therapie wird dieser Bereich oft vernachlässigt, obwohl doch allein die Frage, wie jemand eingerichtet ist (oder wie man sich gemeinsam einrichten möchte, wenn man zusammenziehen will) oft bereits darüber entscheidet, ob es zu einer dauerhafteren Beziehung kommt oder nicht.

Arbeit und Familie, der Job und die persönlichen Beziehungen, das seien die zwei Grundpfeiler, auf denen die psychische Gesundheit ruht, so heißt es oft. Daran ist etwas Wahres. Andererseits werden in Zeiten von Arbeitslosigkeit und der Forderung nach mehr Job-Flexibilität berufliche Unsicherheit und Veränderung immer mehr zu einem Bestandteil der Normalbiografie. Und auch Beziehungsprobleme sind in Zeiten der seriellen Monogamie eher der Normalfall als die Ausnahme. Wie man sich also in sozialen **Rollen und Beziehungen** verankert und verortet, ist zu einem Dauerproblem für alle geworden und verursacht allenthalben chronischen Stress. Hier geht es therapeutisch darum, die Fähigkeiten und Möglichkeiten des Patienten zu stärken und zu fördern, damit er die Balance zwischen der Scylla allzu rigider Identifikationen, die unbeweglich machen und zur Erstarrung führen, und der Charybdis gesichtsloser Anpassungsbereitschaft halten kann. Gestalttherapie ist auf diese Aufgabe gut vorbereitet, weil sie von vornherein die *kreative* Anpassung betont hat, was einerseits Eigenständigkeit meint, andererseits aber auch die realitätsorientierte Identifikation mit sozialen Rollen und Beziehungen im Auge behält, aus der allein **Verantwortung** erwächst. Diese Verantwortung meint freilich nicht etwas, das „getragen" werden muss wie ein Kreuz, das einem die jeweiligen Rollen aufbürden, sondern die Fähigkeit zur Resonanz, eben *re-*

sponse-ability, wie das schöne englische Wort für Verantwortung heißt. Verantwortung ist das, worauf ich beim Kontaktprozess in einer Rolle, mit der ich mich identifiziere, und in meinem Gewahrsein des anderen mitfühlend reagiere. Um die Wiederbelebung dieser Fähigkeit wird es in der Therapie der Persönlichkeitsfunktion „Moralität" in der Hauptsache gehen. Denn **gesunde, nicht-neurotische Moral** besteht nicht aus einem Satz von Verhaltensregeln, die wir introjiziert haben, sondern erwächst person- und situationsspezifisch aus dem Gewahrsein selbst.

Wenn man allerdings in einem System leben muss, in dem alle wichtigen beruflichen Rollen ideologisch eingefärbt sind, wie das z.B. in der DDR der Fall war, dann bedeutet Identifikation mit einem solchen Beruf zugleich Aufgabe der eigenen Autonomie. Anders gesagt: Die Identifikation beruht auf Introjekten, statt auf der Verantwortlichkeit, die aus den Kontaktprozessen entsteht. Man wird dann erwarten können, dass die falsche Identität wie alle Introjekte immer wieder unbewusst sabotiert wird, was dann zu neurotischen Schuldgefühlen führt.

Die letzte wichtige Persönlichkeitsfunktion ist die **Religiosität**. Sie muss nicht unbedingt Thema der Therapie werden, aber sie wird es explizit oder implizit eben doch oft genug. Manche Patienten, vor allem ganz junge Menschen und solche zwischen fünfzig und sechzig, kommen auch ganz direkt mit der Frage nach dem Sinn des Lebens zum Therapeuten. Da ist es ganz entlastend zu wissen, dass die Antwort auf diese Frage nicht zu den Aufgaben des Therapeuten gehört. Jede Antwort, wenn sie denn jemand hätte, würde nur zu Introjekten beim Patienten führen. Diese Warnung ist wichtig für all diejenigen Therapeuten, die sich zu irgendeiner Glaubensgemeinschaft bekennen. Dennoch ist der Problemkontext „Sinnlosigkeit" ein großes Thema in der Therapie, insbesondere natürlich für alle, die zu depressiven Prozessen neigen. Und dazu ist zunächst einfach dies zu sagen: Wer sich lebendig fühlt, wer sich mit dem Herzen anderen Menschen verpflichtet weiß und mit Neugier und Tatkraft an die Aufgaben geht, die sich ihm stellen, hat kein Problem mit dem Sinn des Lebens – auch wenn er die Frage danach nicht beantworten kann. Anders gesagt, normalerweise verschwinden die Sinnlosigkeitsgefühle mit der therapeutischen Arbeit an den jeweiligen neurotischen Prozessen von allein. Darüber hinaus aber gibt es eine jedem Menschen inne wohnende spirituelle Dimension. Jeder hat, wie unterdrückt auch immer, die Fragen: Wer bin ich? Wo komme ich her, wo gehe ich hin? Was bedeutet es, dass ich auf dieser Welt bin? Warum müssen wir leiden? Warum sind wir vergänglich? Wiederum geht es in der Therapie nicht um *Antworten* auf diese Fragen, sondern – wenn der Patient sich trotz eines relativ befriedigenden Lebens mit Sinnfragen quält – darum, sein Herz für diese Dimension zu öffnen und ihm mit der Entdeckung seiner eigenen Kreativität und seiner Gestaltungsmöglichkeiten einen Sinn dafür zu vermitteln, dass er Teil hat und Teil ist an und in einem unendlichen kosmischen Zusammenhang, der das Mysterium ist und bleibt.

9. Die Störungen in den Eigenschaften der Kontaktgrenze: das Problem der „Frühen Störungen"

Die Kontaktgrenze hat zwei Eigenschaften, die ihre Qualität ausmachen: erstens ihre unterschiedliche energetische Aufladung und zweitens ihre relative Durchlässigkeit bzw. Undurchlässigkeit. Das heißt also, dass das Selbst (= das Selbst ist die Kontaktgrenze in Bewegung) mal schwächer und mal kräftiger ist und sich mal weniger und mal stärker abgrenzt von sei-
1 nem jeweiligen Umfeld. Ein Blick auf Schaubild 1 mit der Kontaktwelle zeigt: Im Vorkontakt ist die Energie noch schwach, dann steigert sie sich unablässig bis zu ihrem Höhepunkt im Vollen Kontakt, um danach wieder abzufallen. Währenddessen wird die Kontaktgrenze, die zunächst relativ durchlässig ist, zunehmend undurchlässiger, abgegrenzter, um dann im Vollen Kontakt bei hoher Energie im Moment der Verschmelzung vorübergehend wieder ganz durchlässig zu werden.

Diese beiden Eigenschaften der Kontaktgrenze verändern sich also im Verlauf des Kontaktprozesses ständig, und diese Veränderung folgt einer Gesetzmäßigkeit. Störungen in der energetischen Aufladung und der relativen Durchlässigkeit der Kontaktgrenze sind somit Störungen dieser Gesetzmäßigkeit: Die Kontaktgrenze hat dann durchgängig zu wenig Energie oder sie bleibt im Vollen Kontakt relativ undurchlässig und verpasst sozu-
17 sagen ihren Höhepunkt.
In beiden Fällen handelt es sich um eine chronische Schwächung der Qualität der Kontaktgrenze, die sich auf alle wichtigen Kontaktprozesse, vor allem aber die mit anderen Menschen, auswirken wird, und die hier als **Tendenz zum schizoiden Erleben** und als **Tendenz zum narzisstischen Erleben** bezeichnet sind. Gewiss kann jeder einmal im Vorkontakt konfluent bleiben und in einen schizoiden Prozess geraten oder im Vollen Kontakt nicht loslassen, sondern in einen narzisstischen Prozess gehen. Aber hier sprechen wir von einer durchgehenden Tendenz zu einer bestimmten Art der Schwächung des Kontaktprozesses.
Heißt das aber nicht, dass hier ein Defizitmodell ins Auge gefasst wird, während doch die Gestalttherapie eine an Wachstum orientierte Therapie ist? Zur Beantwortung dieser Frage muss ich ein wenig weiter ausholen. In

den fünfzig Jahren seit der Entstehung der Gestalttherapie hat sich in den psychotherapeutischen Theorien und in der psychotherapeutischen Praxis vieles verändert. Das gilt auch für die Gestalttherapie und andere Therapien, die von der Humanistischen Psychologie und dem *Human Potential Movement* beeinflusst wurden. Eine der Veränderungen war die Wiederentdeckung, dass eine gestörte frühkindliche Entwicklung oft schwerwiegende Folgen für die spätere psychische Gesundheit hat. Man war in der therapeutischen Praxis selbst auf das Problem der **Frühen Störungen** gestoßen, Störungen nämlich, die sich offenbar auf die frühe Kindheit zurückführen ließen und die sich als therapeutisch schwer zugänglich erwiesen. Allerdings ist es bis jetzt nicht zufrieden stellend gelungen, die Frühen Störungen in die gestalttheoretische Perspektive einzuordnen.

Vgl. dazu die Versuche von Gary Yontef *(in: Awarenes, Dialog, Prozess, Köln 1999)*, der auf psychoanalytische Entwicklungen zurückgreift, und einige Beiträge im Handbuch für Gestalttherapie, vor allem Achim Votsmeier, der von „strukturellen Störungen" spricht und auch nicht um das Wort von den Defiziten herumkommt *(Grundsätze der Gestalttherapie bei strukturellen Störungen, 715ff.). (Vgl. a. F.-M. Staemmler: Der schiefe Turm von Pisa - oder: das unstimmige Konzept der „Frühen Störung", Würzburg 1998.)* Für eine genauere Diskussion dieser verdienstvollen Arbeiten ist hier nicht der Platz. Im Folgenden wird aber eine der Gestalttherapie kongeniale Fassung des Problems der Frühen Störungen versucht.

Das hat seinen Grund auch darin, dass die Theoretiker der Gestalttherapie mit gutem Grund zögerlich waren und sind, sich auf eine entwicklungspsychologische Theorie einzulassen, haben doch solche Theorien eine durchschnittliche Halbwertzeit von zehn bis fünfzehn Jahren: Oft zeigte sich nach einer Weile, dass die jeweiligen Phasen- und Stadienmodelle der kindlichen Entwicklung – obwohl manche von ihnen wie die von Freud und Piaget einen starken Einfluss ausgeübt haben – auf die Dauer weder den neueren Forschungen noch den aus der therapeutischen Praxis gewonnenen Erfahrungen standhalten konnten.

Einigkeit besteht darüber, dass die ersten drei Lebensjahre eine ganz besondere Phase der kindlichen Entwicklung darstellen, die mit der Erreichung des vollen Sprachvermögens und damit eines kognitiven Gedächtnisses ihren Abschluss findet. In diesem Stadium werden so zentrale und elementare Fähigkeiten erworben wie die koordinierte Bewegung samt dem aufrechten Gang, die Unterscheidung zwischen innen und außen samt der Kontrolle über die Ausscheidungen, das Ich-Bewusstsein samt der Fähigkeit, sich von außen zu erkennen und in Perspektive zu setzen, sowie der Spracherwerb samt der Fähigkeit sich zu erinnern und damit der Fähigkeit zur Objektivierung. Das ist ein fast unglaublich großer und schneller Lernprozess, den das Kind in nahezu vollständiger Abhängigkeit von seinen Bezugspersonen durcheilt. Kein Wunder also, dass Störungen, die aus dieser Abhängigkeit resultieren, oft genug vorkommen, und dass ihre Reichweite groß ist.

In dieser ganzen Phase, aber auch in all den folgenden Jahren der Kindheitsentwicklung bis zum Abschluss der Pubertät, besteht zu jedem Zeitpunkt ein bestimmtes Verhältnis zwischen der gesunden Konfluenz des Kindes mit seiner stützenden und schützenden sozialen Umgebung und der relativen Autonomie, die es jeweils schon gewonnen hat. Wann jeweils ein neuer Schritt in die Autonomie vom Kind gewagt und unternommen wird, dafür gibt es beobachtbare Zeitabstände, die aber von Kind zu Kind stark variieren, in den ersten Jahren um Monate, später um Jahre, sodass es nur schwer möglich ist anzugeben, wann etwas nicht mehr normal ist, wann man von einer Fehlentwicklung oder einem Zurückbleiben sprechen kann.

In jedem Einzelfall aber kann das jeweils angemessene, d.h. zugleich stützend-schützende und fordernd-anspornende Verhältnis von Konfluenz und Autonomie gestört sein. Und zwar kann entweder der Schritt in die relative Autonomie zu schnell, zu groß, also überfordernd sein, oder der fällige Schritt in mehr Autonomie wird durch zuviel Konfluenz mit überprotektiven, strafenden oder sonst entmutigenden Bezugspersonen gehemmt. Aus diesen beiden Möglichkeiten einer Gleichgewichtsstörung von Konfluenz und Autonomie in der kindlichen Entwicklung entstehen die chronischen Tendenzen zu einem schizoiden oder einem narzisstischen Erleben mit der Folge der entsprechenden Störungen im Vorkontakt oder im Vollen Kontakt – vorausgesetzt, dass sich das Ungleichgewicht über Jahre fortsetzt und das Kind mit seinen kreativen Anpassungen allein nicht mehr zurechtkommt.

Wenn die notwendigen Schritte zu mehr Autonomie chronisch behindert werden, kann das Kind seine Kontaktgrenze – sein Selbst – nicht ausreichend gegenüber der Außenwelt entwickeln und behaupten. Es wird sich daher nach innen ausweiten, sich einen inneren Raum schaffen, in dem sich sein eigentliches Leben abspielt, während es sich nach außen hin eher unauffällig und angepasst verhält. Es ist dies eine Entfremdung vom eigenen Selbst – von der Kontaktgrenze – und damit auch von der Realität der Außenwelt einschließlich der anderen Menschen. Es fehlt das, was Erik Erikson Urvertrauen genannt hat, es entsteht ein **mangelndes Urvertrauen in die Realität** auch des Anderen. Der Andere bleibt ein fremder, unverständlicher Kontinent, es sei denn man befände sich in Konfluenz mit ihm.

Das kann die Reaktion auf Eltern sein, die ihren Kindern keinen Raum lassen, sie überall gängeln, ihnen die spontanen Lebensäußerungen vergällen, ihnen die Spielfreunde verbieten , immer am besten wissen, was das Kind braucht und will und wie es sich fühlt, ihnen keine eigenen Wünsche lassen geschweige denn erfüllen und unter Umständen ihre Arbeitsleistung ausbeuten – und das alles womöglich begleitet mit der ständigen Rede, nur das Beste für sie zu wollen. Später kann sich das dann fortsetzen in Klosterschulen und Nonneninternaten oder im Milieu von Sekten jeder Art. So entsteht ein **schizoides Erleben**. Es kann schwach ausgebildet sein und sich dann nur als eine leichte Trägheit bei der Figurbildung im Kontaktprozess auswirken, oder es kann sehr intensiv werden und bis ins Psychotische gehen, wenn das Innenleben zu wuchern beginnt und außer Kontrolle gerät. In jedem Fall wirkt sich die Tendenz zu einem schizoiden Erleben als chronisches Problem bei Bildung starker Kontaktgrenzen aus.

Andererseits kann das Selbst allzu frühzeitig aus der schützenden Konfluenz gerissen und in die Autonomie gestoßen werden. Mit nur wenig Übertreibung könnte man sagen, dies sei schon fast der Normalfall in einer Gesellschaft, in der Trennung der Eltern, vaterlose Familien und eine Schlüsselkindexistenz immer häufiger den Hintergrund der Kindheitserfahrung bestimmen.

Aber es gibt noch schwierigere Bedingungen, die regelrecht traumatisieren können: langfristige Hospitalisierungen in der frühen Kindheit, der plötzliche Tod oder die chronische Erkrankung eines Elternteils, ständige Umzüge mit den entsprechenden Wechseln des Milieus, Alkoholismus oder andere Süchte bei den Eltern, kriminelle oder Drogen-Szenen als Sozialisationsmilieus, aber auch und zunehmend ein Wohlstandsmilieu, in dem das Kind wahllos alles bekommt, nur nicht die elterliche Liebe und die Grenzsetzungen, die es braucht.

Aus diesen Umständen einer Kindheit kann ein chronisches narzisstisches Erleben entstehen, dessen Hintergrund ein **mangelndes Urvertrauen in die Beziehung** zu anderen bildet. Aus diesem Misstrauen erwächst dann die Neigung, andere zu kontrollieren und zu Objekten zu machen. In harmloserer Form finden wir die Neigung, immer wieder in narzisstische Kontaktprozesse zu geraten, wenn der Volle Kontakt ansteht. Bei schwereren Störungen, die häufig dann auch auf Frühe Störungen zurückgehen, lässt sich oft eine Kälte im Umgang mit Menschen beobachten, die sich bis zu eisiger Wut steigern kann oder auch – bei entsprechend widerständigem Umfeld – umgekehrt zu Ohnmachtsgefühlen verbunden mit einer maßlosen Anspruchshaltung führen kann.

Beim schizoiden wie beim narzisstischen Erleben hängt die **Schwere der Störung** von drei Faktoren ab: erstens davon, wann oder genauer in welchem zentralen Lernbereich und Lernabschnitt der Kindheit es zu den ersten Entmutigungen oder Zumutungen von Autonomie kommt; zweitens davon, wie stark die Behinderung oder die Traumatisierung gewesen ist; und drittens davon, mit welchen kreativen Kräften und Fähigkeiten das Kind diese Szene betritt.
Der letzte Faktor, der immer wieder übersehen wird, obwohl in der neueren Forschung immer deutlicher wird, mit wie vielen und vor allem wie unterschiedlichen Fähigkeiten die Kinder bereits zur Welt kommen, sorgt dafür, dass es keinerlei Möglichkeit der Voraussage gibt. Auch bei den Frühen Störungen, also denjenigen, die ihren Ursprung in den ersten drei Lebensjahren haben, werden in der Regel erhebliche Beeinträchtigungen in späteren Entwicklungsphasen des Kindes hinzukommen müssen, um eine chronische Störung zu bewirken. Wir können höchstens rückwirkend in der Therapie ein wenig von den Umständen aufhellen, die dazu beigetragen haben, dass ein Mensch unter einer schizoiden oder einer narzisstischen Störung leidet.

Besonders deutlich wird das an dem so genannten **Borderline-Syndrom.** Es ist inzwischen sehr viel darüber geschrieben – und gerätselt – worden, was zu diesem Syndrom gehört und wie es entsteht. Die klinische Literatur zum Borderline-Syndrom ist ebenso umfangreich wie verwirrend und teilweise widersprüchlich. Kein Wunder, denn die Symptomatik kann in der Tat sehr unterschiedlich sein.
Aus gestalttherapeutischer Sicht genügt es zunächst festzustellen, dass das **Borderline-Erleben** sich in wechselnder Zusammensetzung aus schizoiden und narzisstischen Erlebnisweisen speist. Und zwar deshalb, weil es in der Kindheit sowohl starke Entmutigungen selbstständiger Schritte als auch starke zu frühe Autonomie-Zumutungen gegeben hat. So findet sich im biografischen Hintergrund von Menschen mit Borderline-Erleben nach meiner Erfahrung besonders häufig eine Elternkonstellation, in der es auf der einen Seite eine anspruchlich-bedürftige Mutter gibt, die z.B. kränklich oder sonst leidend ist oder zu depressiven Zuständen neigt oder die medikamentenabhängig oder bulimisch ist, und auf der anderen Seite einen Vater, der emotional unzugänglich bleibt, vielleicht weil ihn der Beruf auffrisst und er kaum noch zu Hause ist, vielleicht weil er zu zwanghaft und rigide ist, um Gefühlsäußerungen zuzulassen, vielleicht weil er als Alkoholiker oder aus anderen Gründen gewalttätig ist.
Auf diesem Hintergrund wird das Hauptcharakteristikum des Borderline-Erlebens verständlich, nämlich die Unfähigkeit, Ambivalenz zu ertragen: Zu schwierig war die Widersprüchlichkeit der elterlichen Erwartungen und

des elterlichen Verhaltens, als dass sich eine Toleranz für jene Ambivalenz hätte entwickeln können, die man doch normalerweise gegenüber jedem anderen Menschen empfindet, eben weil alle Menschen ihre Licht- und Schattenseiten haben.
Aus dieser Schwierigkeit entsteht die Tendenz, Menschen in „gute" und „böse" zu spalten, die einen hierhin, die anderen dorthin, oder auch ein- und denselben Menschen (z.B. den Therapeuten!) erst so und später so, erst grenzen-loses Vertrauen, dann abgrundtiefes Misstrauen. Wenn die schizoiden Erlebensanteile größer sind, dann kann sich die Spaltung auch weniger auf Menschen und Beziehungen beziehen als auf den Umgang mit dem eigenen Leben: Ein Schwanken zwischen extremen Handlungen und extremen Rückzügen. Bei Heroin- und multitoxisch Süchtigen z.B. sollen Borderline-Störungen die Regel sein. In jedem Fall muss man in der Therapie hinter der außerordentlichen Vielfalt der Symptome die zugrunde liegende Struktur des Erlebens erkennen und herausarbeiten.

Ein besonderes Problem für die Therapie bilden in diesem Zusammenhang Störungen, die auf **sexuellen Missbrauch** in der Kindheit zurückzuführen sind. Besonders wenn der Täter zum Familien- oder engeren Freundeskreis gehört und eher mit Verführung als mit Gewalt vorgegangen ist, wird das Opfer oft die für das Borderline-Erleben typische Mischung aus rigider Abgrenzung und Konfluenz-Neigung entwickeln.
Denn in Ermangelung der Möglichkeit, reife Sexualität zu erleben, und angesichts der schieren physischen und beziehungsmäßigen Übermacht des Täters, befindet sich das Kind in einer Double-Bind-Situation: Es kann aus der Beziehung nicht fliehen, es kann nur mit dem Täter konfluent werden, und gleichzeitig muss es sich von ihm abgrenzen, um psychisch zu überleben. Hinzu kommt, dass die Mitwisserschaft der Mutter, die meistens gegeben ist, das Kind zusätzlich verwirrt, weil sie offenbar den Schrecken als normal betrachtet und doch gleichzeitig als illegitim.

Aber Frühe Störungen sind keineswegs immer schwere Störungen! Sie sind nur schwer therapierbar, und zwar auch dann, wenn sie leichter Natur sind. Das hängt damit zusammen, dass wir uns an ihre Entstehungsgeschichte nicht erinnern können. Wir können uns keinen Reim darauf bilden, dass wir nun eben so oder so auf bestimmte Situationen reagieren, und das hinterlässt ein Gefühl der Verwirrung – nicht schlimm bei leichten Störungen, die oft erst nach jahrelanger Therapie überhaupt ins Visier geraten, aber sehr beängstigend bei den schweren. Der Ausdruck Frühe Störung hat in der Gestalttherapie eigentlich nur einen Sinn für die **Prognose:** Es ist gut, wenn man in der **Therapie** davon ausgeht, dass Frühe Störungen nicht heilbar sind in dem Sinn, dass sie eines Tages einfach ohne Narben zu hinterlassen verschwinden. Frühe Störungen sind in der Regel bleibende Behinderungen, und die Therapie sollte dazu verhelfen, dass der Patient sich mit dieser Behinderung identifiziert und mit ihr umgeht wie mit anderen Behinderungen auch: mit großem Gewahrsein für die latent immer vorhandene Gefahr, mit der wachsenden Fähigkeit, Gefahrenzonen zu umschiffen, also Situationen, in denen der Patient für seine Frühe Störung anfällig ist, zu vermeiden. Gegen Weitsichtigkeit, immerhin eine Behinderung, die die Mehrheit der Bevölkerung über vierzig heimsucht, hilft nichts, auch keine Laser-Operation; man muss mit ihr leben und sich der Sehhilfen bedienen, die es gibt. Wenn man sich aber nicht mit seiner Weitsichtigkeit identifiziert, wird man allmählich weder lesen noch schreiben können und irgendwann gegen einen Baum rennen. Und so ist es mit den Frühen Störungen auch: Erst einmal gilt es, anzuerkennen, dass sie da sind, dass man diese Behinderung hat.

Danach geht es um das Näher-kennen-Lernen und das wachsende Gewahrsein darüber, wo, wann und wie die Störung auftritt und worin sie einen behindert. Schließlich geht es um Möglichkeiten und Grenzen der Vermeidung gefährlicher Situationen. All das gibt schon eine Menge zu tun für die Therapie – und mit etwas Glück und wenn der Patient dabei bleibt, dann wird am Ende vielleicht nur noch die allmählich schwächer werdende Neigung bestehen, bei bestimmten Stimuli in schizoide oder narzisstische *Prozesse* zu gehen.

Ist diese Therapie also defizit-orientiert? Ja – denn es geht um die Identifikation mit chronischen Behinderungen; nein – denn diese Identifikation ist eine Persönlichkeitsfunktion des Selbst, die als Kompetenz in jeden neuen Kontaktprozess mit einfließt. Auf diese Weise kann sich die Behinderung manchmal in die bloße Neigung zu immer harmloser werdenden neurotischen Prozessen verwandeln.

10. Das Zusammenspiel der verschiedenen Ebenen der Diagnostik

(2) Man kann sich vorstellen, dass die verschiedenen Ebenen der gestalttherapeutischen Diagnostik übereinander gelagerte Schichten darstellen, in die sich die Therapie von oben nach unten langsam hineinwühlt. Das ist noch nicht das ganze Bild, aber es verhilft zu einer ersten Orientierung über die Zusammenhänge zwischen den einzelnen Ebenen. Zuerst, auf der *phänomenologischen Ebene,* begegnet uns ein Mensch mit seinen besonderen Eigenheiten und wir werden auf offensichtliche Unstimmigkeiten z.B. zwischen seinem Verhalten und den Anforderungen der jeweiligen Situation, zwischen seiner Rede und seiner Haltung, zwischen seiner Erzählung und seiner Mimik aufmerksam. Dann erleben wir, auf der *Beziehungsebene,* wie der Patient automatisch in bestimmte Rollen rutscht und Schwierigkeiten hat, eine produktive Beziehung zum Therapeuten einzugehen. Die nächsten vier Ebenen entsprechen den vier Phasen des Kontaktprozesses und auf all diesen Ebenen kann es zu bestimmten neurotischen Prozessen kommen: Schon im Vorkontakt zeigt sich, auf der *motivationalen Ebene,* ob der Patient in Kontakt mit seinen Bedürfnissen ist, denn erst dann kann er auf der *senso-motorischen Ebene* seine Kräfte in der Auseinandersetzung mit dem Umfeld energetisch entfalten. Gelingt diese Auseinandersetzung, indem der Patient auf der Basis guter Orientierung das Umfeld entsprechend umgestaltet, kann er auf der *Ebene der Integration* gesättigt werden und Befriedigung finden. Erst beim Nachkontakt im Nachspüren und Sich-Rechenschaft-Ablegen wird aber aus der vorübergehenden Befriedigung eine dauerhafte Bereicherung, denn erst nun wird klar, womit man sich weiter identifizieren kann und will und was man abstoßen möchte; damit wird dann die *existenzielle Ebene* erreicht, auf der ich mein Leben verorten und verankern kann.

Aus dieser Sicht betrachtet stößt der therapeutische Dialog allmählich in immer tiefere und existenziellere Schichten der Neurose vor. Zugleich bietet diese Sicht eine erste Orientierung über die Reihenfolge, in der die Störungen bearbeitet werden könnten. Andererseits gibt es aber einige Wechselwirkungen und funktionale Zusammenhänge, die in diesem Schichtmodell nicht aufgehen.

(17) Die chronischen **Störungen in der Qualität der Kontaktgrenze** beeinträchtigen natürlich das Geschehen von Anfang an. Wenn es um ein schizoides Erleben geht, sind die Es-Funktionen so geschwächt, dass der Kontaktprozess oft gar nicht richtig beginnt. Wenn es um ein narzisstisches Erleben geht, mag entweder die grandiose Ansprüchlichkeit oder die aggressive

Abwehr so stark sein, dass die Gefahr, sich in neurotischen Rollenmustern
6 und Beziehungsstrategien zu verstricken, übergroß wird. In beiden Fällen
werden natürlich die Persönlichkeitsfunktionen so beschädigt, dass der
Patient sehr oft gerade wegen einer daraus resultierenden existenziellen
Problematik in die Therapie kommt und diese Thematik den therapeuti-
schen Dialog vorzeitig zu beherrschen droht. Wenn der Patient gar vorwie-
gend zu einem Borderline-Erleben neigt, wird möglicherweise das Gesche-
hen in der therapeutischen Situation vollends verwirrend, weil der Patient
hier zwischen überhöhten Erwartungen an den Therapeuten und aggres-
17 siver Feindseligkeit schwanken kann und die verschiedensten neuroti-
schen Beziehungsstrategien ausprobieren mag.

Der Benutzer darf also diesen Feldatlas der neurotischen Kontaktunterbrechungen nicht nur in der Reihenfolge der Tafeln lesen, sondern muss auf die **Kreuzverweis**e achten. Da jeder Patient im Laufe der Zeit, manchmal aber auch in rascher Abfolge, sich in verschiedene neurotische Prozesse verwickelt, muss der Leser zwischen den entsprechenden Schaubildern wechseln.

6 Welche Wirkungen die neurotischen Prozesse auf die Es-Funktionen und
die Persönlichkeitsfunktionen des Selbst haben können, ist in den Schau-
7 bildern zu den neurotischen Prozessen bereits angedeutet. Es gibt aber
auch Wechselwirkungen zwischen den Es-Funktionen und den Persönlichkeitsfunktionen. Für die Therapie sind besonders **die Auswirkungen von Störungen in den Es-Funktionen auf die Persönlichkeitsfunktionen** wichtig, weil jene sich gar nicht erst richtig ausbilden können, wenn diese gestört sind. Da aber die Patienten oft mit Symptomen im Bereich der Persönlichkeitsfunktionen kommen, ist es für einen Gestalttherapeuten wichtig zu wissen, wo die Unterbrechungen im Kontaktprozess stattfinden, die für diese Störungen verantwortlich sind und an denen die therapeutische Arbeit ansetzen muss. Diese Zusammenhänge werden in den beiden Schaubildern 7 und 8 dargestellt. Sie setzen die sich entsprechenden Ebenen der Es-Funktionen und der Persönlichkeitsfunktionen miteinander so in Verbindung, dass ersichtlich wird, welche **Problemkontexte** zu welchen anderen führen, und wie die erfolgreichsten **Wege der Therapie** verlaufen.

Auch wenn mancher Leser sich das wünschen wird – es ist meines Erachtens nicht sinnvoll, über dieses formale Modell der gestalttherapeutischen Diagnostik wesentlich hinauszugehen: Zu vielgestaltig sind die Wege der Neurose und zu unterschiedlich das jeweils sinnvolle therapeutische Vorgehen, als dass inhaltliche Festlegungen nicht immer wieder an der Wirklichkeit des nächsten Patienten vorbeigehen würden. Dieser diagnostische

Feldatlas kann die Struktur der Landschaft beschreiben, Orientierungen geben und einige Wege bezeichnen, die sich als lohnend erwiesen haben. Aber die tatsächlich dann eingeschlagene Route der Wanderung, die Therapeut und Patient gemeinsam unternehmen, ergibt sich immer erst aus dem gemeinsamen Dialog und ist in ihrem Inhalt immer wieder anders. Wenn sich dabei einige Wege bewährt haben, bedeutet das nicht, dass der Therapeut nicht neue Wege finden kann, die ebenfalls zum Ziel führen, und für ihn und seinen jeweiligen Patienten geeigneter erscheinen. Auf diese Weise kann sich jeder seine Landkarten ergänzen und neue Pfade und Wegmarken einzeichnen. Inhaltlich dagegen kann es Festlegungen nicht geben, die für jeden Menschen mit neurotischem Erleben gelten würden.

Lernmöglichkeit!

Es lohnt sich aber, auf den formalen Strukturbeschreibungen der Landkarten aufbauend **für jeden Patienten eine eigene Karte** zu zeichnen, die auch die **Inhalte** mit einbezieht. Es lohnt, sich dieser Aufgabe zu widmen, wenn die ersten Wochen der Therapie verstrichen sind und man schon ein wenig Durchblick hat. Wenn man das für einige Patienten gemacht hat, wird der weitere Umgang mit diesem diagnostischen Feldatlas sehr viel leichter fallen.

Abb. 38: Eine gute Lernmöglichkeit
(© Dreitzel/Stelzer 2004)

V. Mit diagnostischem Blick gestalttherapeutisch arbeiten

1. Verlauf und Krise im therapeutischen Prozess

Therapiepläne sind nur für die Kassen von Bedeutung; in der lebendigen Wirklichkeit der therapeutischen Begegnung sind sie ein Hindernis, führen zu einem Tunnel-Blick. Dennoch muss der Therapeut – ähnlich wie bei einer Bergwanderung – das Gelände (der Neurosen) gut kennen und sorgsam auf die Gefahren achten, die es birgt. Dazu gehört auch zu wissen, dass die wirksame Therapie neurotischer Prozesse bestimmten Verlaufsregeln folgt. Denn solche Kenntnis ist überaus nützlich, wenn man sich mal wieder im Dschungel der Neurosen verlaufen hat, nicht mehr so recht weiterweiß und sich fragt, *was nun?*

Da natürlich auch der therapeutische Prozess ein Kontaktprozess ist, der die gleiche Verlaufsform hat, ist es sinnvoll, sich in der Abfolge der Schritte in einer längerfristigen Therapie am Kontaktprozess-Modell zu orientieren und den zeitlichen Gang der therapeutischen Wanderung danach auszurichten. Um aber vorschnelle Interpretationen zu vermeiden, um auf den Patienten nicht Deutungen zu projizieren, mit deren Kategorien *wir* unsere Auffassung von Realität konstituieren, arbeitet die Gestalttherapie phänomenologisch, d.h., sie ist zunächst an der Oberfläche interessiert, an dem, was offensichtlich ist, an dem, was der Patient unseren Augen, unseren Ohren und unserem Verstand an Stimmigkeiten und Unstimmigkeiten darbietet. Schon darauf wird der Patient mit Abwehr reagieren, sobald wir ihn darauf aufmerksam machen. Das ist dann die Gelegenheit, die therapeutische Beziehung zu klären: Kann der Patient sich mit seiner Rolle identifizieren und auf den therapeutischen Prozess – und zwar mit mir – einlassen? Und bin ich bereit, mich auf ihn einzulassen? Kann ich mir vorstellen, dass ich über lange Zeit engagiert mit ihm arbeiten und dass ich ihn eines Tages gern haben werde? Thema des therapeutischen Kontaktprozesses ist zuerst die Beziehung; ihr gelten die ersten Schritte. Erst dann kann die Arbeit beginnen, die schließlich zur Auflösung der Verdrängungen führen soll. Damit verändert sich der Fokus des therapeutischen Kontaktprozesses. Man könnte auch sagen, es beginnt ein neuer, ein zweiter Kontaktprozess zwischen Therapeut und Patient, dessen Thema nun erst dessen Leiden ist und die Hilfe, die er für dieses Leiden sucht.

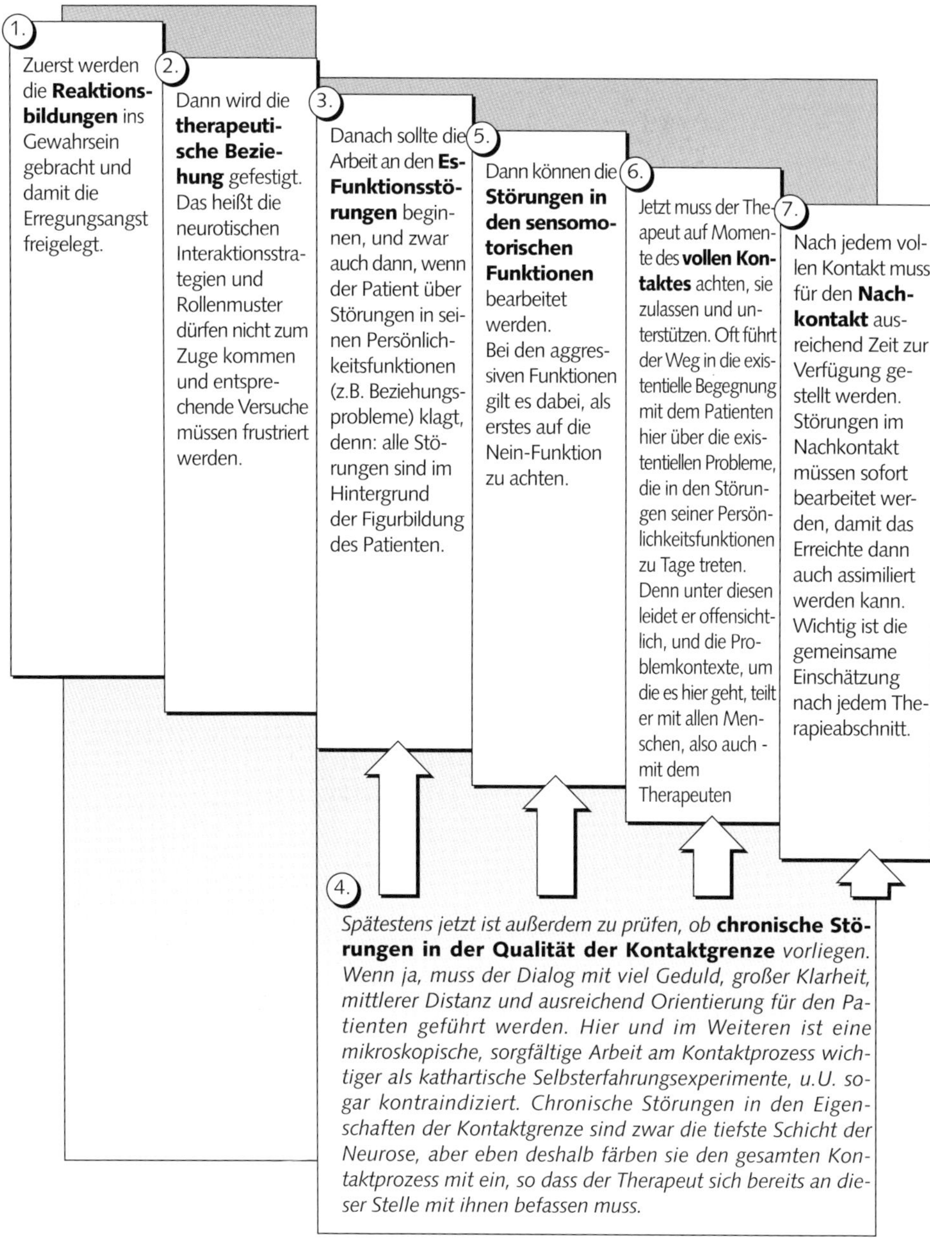

Abb. 39: Ein Verlaufsmodell des therapeutischen Prozesses
(© Dreitzel/Stelzer 2004)

Der längerfristige Therapieablauf folgt also dem Schichtmodell der verschiedenen Ebenen der Neurose, wobei der Therapeut aber stets alle sieben Ebenen im Hinterkopf haben muss. Denn nur dann kann er wissen, wo auf der Wanderung der Schritt schneller werden kann, wo und für welche Abschnitte Kräfte gespart werden sollten, wann Pausen eingelegt werden müssen, und auch welche Brotzeiten notwendig sind, damit die beiden Wanderer bei Kräften bleiben.

Dieses Modell taugt aber nur begrenzt für die einzelne Stunde und die einzelne „Gestalt-Arbeit" vor und mit der Gruppe. Es kommt in ihm noch nicht genug zum Ausdruck, wie wichtig es ist, dass der Patient immer erneut durch die Interventionen des Therapeuten und die Selbsterfahrungsexperimente, die er vorschlägt, in eine *existenzielle Kris*e gebracht werden muss. Die geschützte Situation der Therapie ist ein Lernmilieu, das dem Patienten die einzigartige Möglichkeit bietet, auf sichere Weise seine brachliegenden Kräfte zu erproben und kreative Wege zu finden, wie er diese Krise überwinden kann. Ohne diese Krise, oder anders gesagt, ohne dass der Patient mit seiner Erregungsangst in Berührung kommt, gibt es aus gestalttherapeutischer Sicht keine Heilung.

Interessanterweise gibt die neuere Gehirnforschung dieser vor allem von Perls gewonnenen Einsicht auf neue Weise Recht: Seit nicht mehr gilt, dass die Gehirnzellen im Laufe des Lebens nach und nach unwiederbringlich absterben, hat die Forschung zunehmend erkannt, unter welchen Bedingungen absterbende Gehirnzellen sich regenerieren und sogar neue Zellen gebildet werden können, nämlich durch – und nur durch – eine existenzielle Krise, die positiv bewältigt worden ist (vgl. dazu *Gerald Hüther: Biologie der Angst, Göttingen 1997).*

Ein Modell, das die einzelnen therapeutischen Schritte in einer „Gestalt-Arbeit" beschreibt, und die Notwendigkeit einer therapeutisch herbeigeführten existenziellen Krise des Patienten mit berücksichtigt, könnte dann so aussehen wie in Abbildung 40 dargestellt.

Dieses Modell weist gewisse Ähnlichkeiten mit dem vom späten Perls entwickelten Modell der vier oder manchmal auch fünf Neurose-Ebenen auf.

Ein Krisen-Modell des therapeutischen Prozesses

1. Am Anfang steht der Wunsch des Patienten, dass seine Leiden und Frustrationen ein Ende haben mögen. Das ist sein Bedürfnis, seine Motivation, sich auf eine Therapie einzulassen. Ohne diesen Leidensdruck kann es keine effektive Therapie geben. Wenn der Patient aber freiwillig diesen Weg gewählt hat und sich einen Therapeuten sucht, dann hat er allein durch diese Entscheidung und Initiative schon die Hälfte des Weges zurückgelegt. Denn er weiß ja, was er braucht, sich wünscht und will. Da er es aber mit Problemen zu tun hat, die auf Verdrängungen beruhen, die durch Angst aufrecht erhalten werden, bringt er nicht nur diese Motivation mit, sondern auch den Widerstand gegen diesen Weg, ein Widerstand, der ihn die ganze therapeutische Wanderung begleitet und ihn ständig wie ein zu schwerer Rucksack hemmt.

2. Während nun der Patient beginnt, von seinen Leiden zu erzählen, legt ihm der Therapeut im Wissen, dass die Ursache aller Leiden immer im unbewussten oder wenig bewussten Hintergrund der leidvollen Kontaktprozesse zu suchen ist, immer wieder nahe, auf die Art und Weise zu achten, *wie* er erzählt – Haltung, Stimme, Erzählfluss, etc. Daraufhin wird der Patient, nun unbewusst angetrieben von seinem Widerstand, sein ganzes Repertoire an gewohnten Verhaltensweisen, Rollenspielen und Interaktionsstrategien mobilisieren, um sich nicht auf diesen Hintergrund einzulassen.

3. Da aber dieses Repertoire an den Therapeuten verschwendet ist und wirkungslos bleibt, fühlt sich der Patient lahm gelegt und blockiert. Alle Fähigleiten mit denen er bisher durch das Leben gekommen ist - und die zugleich Ursache seiner jetzigen Leiden sind – funktionieren nicht mehr. Der Patient gerät in eine Krise. Er ist aufgeregt und zugleich an einem toten Punkt. Er ist verwirrt und seine Erregungsangst tritt offen zu Tage. Er könnte sich jetzt davon machen, die Therapie abbrechen, die Sitzung verlassen – aber wir nehmen einmal an, dass er bleibt, weil es dem Therapeuten bereits gelungen ist, so weit sein Vertrauen zu gewinnen, dass der Patient meint, trotz allem in guten Händen zu sein.

4. An dieser Stelle wird der Patient zugleich retroflektieren und projizieren. Einerseits zieht er sich in sich zurück und seine Energie verschwindet implosionsartig wie in einem schwarzen Loch; andererseits projiziert er nun, weil seine senso-motorischen Fähigkeiten stark geschwächt sind und er also keine andere Möglichkeit mehr hat, sich zu orientieren. Die je spezifische Kombination von Projektionen und Retroflektionen, unter Umständen ergänzt durch Introjektionen aus dem gegenwärtigen Feld, folgt der Logik des jeweiligen neurotischen Prozesses, in den er nun gerät. Der Therapeut wiederum wird versuchen, dem Patienten diese Retroflektionen und Projektionen als solche bewusst werden zu lassen, ohne ihn aber aus seiner Sackgasse heraus zu helfen.

5. Oft kommt der Patient in diesem Moment mit seinem Grundintrojekt in Berührung, womit sich seine Krise zunächst noch verschärft. Indem der Therapeut ihm hilft, sich dieser oft traumatischen Grunderfahrung und wie sie ihn *hier und jetzt* hemmt, gewahr zu werden (ohne ihm dabei Vorschläge zu machen, wie er sich verhalten könnte!), lenkt er die Energie des Patienten auf die Verdrängung selbst

6. Damit kommt die verdrängte Konstellation zu Tage, für die das neurotische Verhalten des Patienten einstmals eine kreative Lösung war. Aber nicht gleich als klare Erinnerung, sondern entweder als pure Emotion oder in Form von emotionsgeladenen Bildern. Der Therapeut kann ihm nun dazu verhelfen, seine gewohnheitsmäßige Retroflektion dieser Gefühle zu lösen und ihnen vollen Ausdruck zu verleihen. Für Fritz Perls gab es vier Grundarten, in denen man sich hier aus dem *impasse*, dem toten Punkt heraus katapultiert: Trauer, Orgasmus, Wut, und Freude – und das ist in der Tat oft so der Fall. (Perls spricht sogar von „Explosion", was aber die falsche Vorstellung weckt, dieses Herausfinden aus dem impasse ginge immer schnell. *Vgl. Fritz Perls, Gestalttherapie in Aktion, Stuttgart 1974, S. 64)*. Aber es sind keineswegs immer die ganz großen Gefühle, die sich hier Raum verschaffen, nur geht es immer um das intensive Erleben des Vollen Kontakts mit dem, worunter der Patient gelitten hat und immer noch leidet – ein Moment, der sehr bewegend sein und das Mitgefühl des Therapeuten so in Schwingung setzen kann, dass es oft auch zu einem Vollen Kontakt zwischen den beiden Wanderern kommt, einer Begegnung von Ich und Du jenseits der Rollen von Therapeut und Patient.

7. Manchmal ist der Patient dann sehr erschöpft, manchmal ekstatisch und voller Energie. In jedem Fall braucht es jetzt Zeit, um die Erfahrung zum Einsinken und Ausklingen zu bringen. Möglicherweise will der Patient rasch weg aus dieser bewegenden Situation - dann wird der Therapeut dafür sorgen, dass er noch eine zeitlang bleibt und nachspürt. Vielleicht aber wird der Patient auch umgekehrt versuchen, die nachschwingende Erregung durch Konfluenz mit dem Therapeuten zu dämpfen, zum Beispiel durch eine Umarmung oder ein vorschnelles „Danke!" Hier wird der Therapeut darauf verweisen, dass es sowohl die Leistung als auch die Verantwortung des *Patienten* war und ist, an diesen Punkt gelangt zu sein.

Abb. 40: Ein Krisenmodell des therapeutischen Prozesses
(© Dreitzel/Stelzer 2004)

Die besten Darstellungen dieses Modells finden sich bei *Heik Portele: Wer bin ich?, Bergisch Gladbach 2003, 69-75, und Ludwig Frambach: Identität und Befreiung in Gestalttherapie, Zen und christlicher Spititualität, Petersberg 1994, 83–105.*

Da ist zunächst die „aufgesetzte Schicht“ der Masken und Rollenspiele, dann die „phobische Schicht“, in der die Widerstände mobilisiert werden, dann die „Sackgasse“ oder „Blockierung“, auch sogar „Schicht des Todes“ genannt ,und schließlich die „Explosion“. Zunächst einmal muss klargestellt werden, dass es sich bei diesem mit der für den späten Perls charakteristischen theoretischen Unschärfe an verschiedenen Stellen formulierten Modell nicht um „Ebenen der Neurose“ handelt, sondern um das Modell eines therapeutischen Prozesses, der auf Katharsis, auf „Befreiung“ aus ist. Es ist kein Zufall, das Portele und Frambach sich in spirituellem Interesse mit diesem Modell beschäftigen. Nicht umsonst spricht Perls in diesem Zusammenhang manchmal auch von „Mini-Satoris“, wo es mir reichen würde, solche Erfahrungen Aha-Erlebnisse zu nennen. Natürlich gibt es solche kathartischen Erfahrungen, „peak experiences“ oder „Durchbrüche“ in der Gestalttherapie. Aber wie ist der therapeutische Wert solcher Durchbrüche zu beurteilen? Ich möchte hier zwei therapieimmanente Vorbehalte gegenüber einer ausschließlich kathartischen Auffassung von Therapie geltend machen: Zum einen arbeitet sie mit Techniken, die für schwerer gestörte Patienten nicht geeignet sind, weil die Gefahr besteht, dass sie statt sich befreien zu können, noch tiefer verstört werden und in ihrer Sackgasse stecken bleiben. (Perls selbst hat mit diesem Modell nur mit ausgebildeten Psychologen und Psychotherapeuten gearbeitet!). Zum anderen bleibt immer die Frage, ob die momentane kathartische Erfahrung auch überführbar ist in ein ebenso lebendiges wie heiter gelassenes Gewahrsein im Fluss des *Alltags*. Das eine erfordert einen differenzierteren diagnostischen Blick, das andere eine dauerhaftere therapeutische Beziehung.

Vielleicht geht es hier nur um einen diagnostischen Blick, einen genaueren Umgang mit gestalttherapeutischen Techniken, und ein Herunterschrauben allzu ekstatischer Erwartungen, kurz um eine Ent-Hysterisierung eines gestalttherapeutischen Stils, der noch den überschießenden Tendenzen der kulturellen Befreiungsbewegungen der Sechziger- und Siebzigerjahre geschuldet ist. Denn richtig bleibt, dass es ohne den *impasse*, eine existenzielle Krise, wie klein sie immer sein mag, und die Befreiung aus ihr im therapeutischen Dialog, keine Heilung im Sinne der Gestalttherapie geben kann.

2. Achtsamkeit und Begegnung

Das kathartische Modell der Therapie ist von der Vorstellung geleitet, dass es hinter allen Masken und Rollen eine authentische Identität gibt, die sich in göttlicher Nacktheit dem Leben hingibt. Frambach spricht im Zusammenhang von Gestalttherapie von einem „Befreiungsprozess der Identität", und Perls meinte, dass „diese Explosionen [...] mit der echten Persönlichkeit, dem wahren Selbst in Verbindung [stehen; Ergänzung Dreitzel]" (vgl. *Fritz Perls: Gestalttherapie in Aktion, Stuttgart 1974, 64)* – so als gäbe es in uns eine „echte Persönlichkeit", die als Kern unter all unseren Masken, Rollen und Klischees verborgen ist und den es in der Therapie herauszuschälen gelte. Aber dies ist ein Rückfall gegenüber der von Perls und Goodman schon gewonnenen Einsicht in die Natur des Selbst als dem „Figur-Hintergrund-Prozess in Kontaktsituationen" (PHG, 162) beziehungsweise als die „Kontaktgrenze in Tätigkeit". Das Selbst ist nichts Substanzielles, keine Instanz, die Stabilität und Dauer besitzt, sondern „das System der ständig neuen Kontakte [...] Als solch ein System ist das Selbst von flexibler Vielfalt, denn es verändert sich mit den vorherrschenden Bedürfnissen und den andrängenden Umweltreizen" (PHG, 17).

Vielleicht lässt sich erst heute voll erkennen, wie nahe diese im westlichen Denken wohl einzigartige Auffassung vom Selbst an den Lehren des Buddhismus ist.

Der Buddhismus hat sich den letzten fünfzig Jahren vor allem durch die Vertreibung vieler Tibeter im Westen stark ausgebreitet. Das hat dazu geführt, dass durch viele, auch Laien verständliche Bücher buddhistischer Lehrer das Dharma, die Lehre Buddhas, zugänglicher geworden ist. Das war zu der Zeit, als die Gestalttherapie entwickelt wurde, noch nicht so. Umso erstaunlicher ist die Nähe der Lehren des späten Perls zum Zen-Buddhismus, die in dem schönen, kleinen Büchlein von *Guntram Colin Goldner: Zen in der Kunst der Gestalttherapie (Augsburg 1986)* herausgearbeitet worden ist. Theoretisch auseinander gesetzt hat sich mit demselben Thema Ludwig Frambach in der schon erwähnten Untersuchung über Ähnlichkeiten zwischen der Gestalttherapie, dem Zen-Buddhismus und der Spiritualität der Ostkirche. Selbst für die Psychoanalyse ist dieser Versuch gemacht worden von *Mark Epstein: Gedanken ohne den Denker – Das Wechselspiel von Buddhismus und Psychotherapie, Frankfurt a.M. 1996*, der allerdings durch Isadore From stark von der Gestalttherapie beeinflusst worden ist. Im Hinblick auf den Begriff des Selbst ist die Nähe der Gestalttherapie zum Buddhismus von Heik Portele in seinem schon erwähnten Buch *Wer bin ich?* betont und von dem buddhistischen Mönch und Gestalttherapeuten Oliver Petersen genau analysiert worden in seinem Vortrag *Die ‚Ich'-Theorie im Buddhismus, abgedruckt in: C. Zschüttig (Hg.): Gestalt in Aktion. Gesellschaft im Umbruch. Die 4. Berliner Gestalttage 1998, Berlin u.a. 1999).Mit den unter-*

schiedlichen Selbstvorstellungen in östlicher und westlichen Tradition setzen sich der Gestalttherapeut Michael Mehrgardt und seine Schwester umfangreich auseinander (M. Mehrgardt/ E.-M. Mehrgardt: Selbst und Selbstlosigkeit. Ost und West im Spiegel ihrer Selbsttheorien, Köln 2001)

Das wird am besten deutlich, wenn man sich die drei Eigenschaften vor Augen hält, die in PHG dem Selbst zugeschrieben werden und die nicht zu verwechseln sind mit den drei Funktionen des Selbst (Ich-, Es- und Persönlichkeitsfunktionen):

„Das Selbst ist spontan, im mittleren Modus (im Hinblick auf Tun oder Erleiden) und geht in seinen Situationen auf." (PHG, 164)

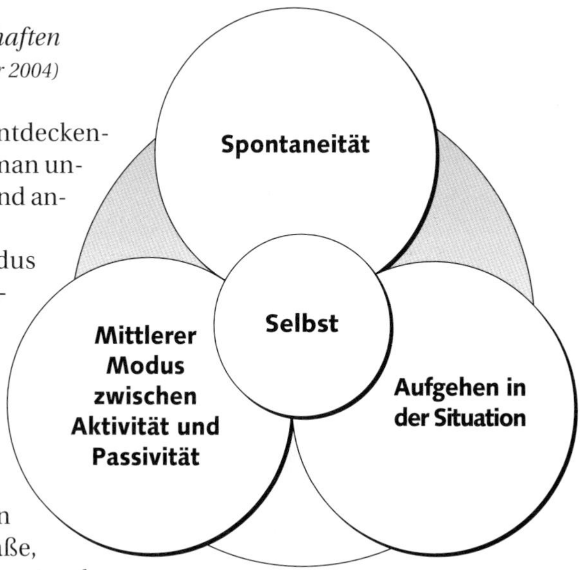

Abb. 41: Die drei Eigenschaften des Selbst (© Dreitzel/Stelzer 2004)

Spontaneität ist „ein Entdecken-und-Erfinden während man unterwegs ist, sich einläßt und anerkennt [...]
Es ist ein mittlerer Modus zwischen Tun und Erleiden, eine schöpferische Unparteilichkeit, ein Desinteresse, nicht in dem Sinne, dass man nicht erregt oder schöpferisch wäre, denn Spontaneität ist dies beides in außerordentlichem Maße, sondern als Einheit vor (und nach) der Trennung von Aktivität und Passivität, die beides einschließt [...]
Und mit ‚Aufgehen in der Situation' meinen wir, das man nichts anderes im Sinn hat als das, was man in der Situation erlebt." (PHG, S. 64)

Dies ist das *„Wenn du gehst, dann geh, wenn du isst, dann iss!"* des Zen. Das Selbst hat Bedürfnisse, Fähigkeiten und Identifikationen, aber diese tauchen erst auf und werden nur erlebt an der Kontaktgrenze, also wenn und insoweit sich das Selbst im Austausch mit der Umwelt befindet. Das Selbst entsteht und vergeht mit den Kontaktsituationen. Es ist nichts anderes als dieses spontane Aufgehen in den Kontakt-Situationen. Das Gegenteil von spontan heißt bei PHG *deliberate* (= absichtsvoll). Die absichtsvolle Handlung ist bei PHG, im New-Age-Jargon gesagt, ein „Ego-Trip": Der Mensch steht sich mit seinem Charakter und seinen Vorstellungen selbst im Weg.

Das, was stattdessen hier gemeint ist, ist das taoistische *wu-wei*, das handlungslose Handeln, oder das „Tun des Nichtstuns", wie Martin Buber es genannt hat, das kein Nichtstun ist, sondern spontane, d.h. unvorbereitete und ungelenkte Tätigkeit des passiven Entdeckens und des aktiven Erfindens von Gestalten im rückhaltlosen Sich-Einlassen auf die erregende Situation. Diese Tätigkeit *ist* das Selbst, und was gewöhnlich „Ich-Stärke" genannt wird, sind die Fähigkeiten, die dabei zur Geltung kommen, und das Gewahrsein dieser Tätigkeit. Zu Recht meint Heik Portele:

„Das Besondere an der gestalttherapeutischen Auffassung der drei Selbst-Eigenschaften Spontaneität, Mittlerer Modus und Aufgehen in der Situation ist, daß diese Eigenschaften nicht als anzustrebende Ideale dargestellt werden, sondern als ‚natürlich' […] also etwas, das da ist, wenn Gesellschaft und Selbst nicht beide auf irgendeine Weise neurotisch sind. *(Wer bin ich?, Bergisch Gladbach 2003, 66)*

Aber natürlich *sind* Mensch und Gesellschaft normalerweise neurotisch, und insofern ist die „Natürlichkeit" des spontanen Selbst doch ein Ideal, und zwar ein zutiefst spirituelles. Jede Therapieform braucht eine Vorstellung vom guten Leben, eine Idee davon, wie es sein könnte, ganz ohne neurotische Störungen zu leben. Die der Gestalttherapie ist dieses Selbst als Prozess, der spontan und im Mittleren Modus zwischen aktiv und passiv ganz in der Kontaktsituation aufgeht. Es fehlt nur noch ein viertes Element an diesem Ideal, und das ist das wichtigste, nämlich die Achtsamkeit oder das Gewahrsein. Um noch einmal Portele zu zitieren:

„Achtsam handeln heißt in der buddhistischen Literatur, das was man gerade tut, egal was es ist, mit voller Aufmerksamkeit und Achtung zu tun, sich dabei nicht durch andere oder durch eigene Gedanken oder durch Ziel und Zweck des Handelns ablenken zu lassen, sondern: ‚in der Situation aufgehen'." (Portele, a.a.O., 65)

Für Portele ist also das In-der-Situation-Aufgehen schon identisch mit Achtsamkeit. Das entspricht möglicherweise der Auffassung von PHG. Mir aber erscheint dieses Ideal zu hoch gesteckt: Für einen erleuchteten Geist mag es zutreffen, dass Tun des Nichtstuns zusammenfällt mit vollem Gewahrsein, zu dem auch das Mitgefühl gehört; da muss dann auch nichts mehr gefordert und geübt werden. Für den gewöhnlichen Sterblichen birgt das *In-der-Situation-Aufgehen ohne die Übung* der Achtsamkeit die Gefahr, dass die aus dem Mitgefühl erwachsende Verantwortung zugunsten bloßer Bedürfnisbefriedigung außen vor bleibt. Ich finde es deshalb wichtig, neben den drei Eigenschaften des Selbst, die bei PHG angeführt werden, die Achtsamkeit als vierte Eigenschaft gesondert zu nennen. Die gesonderte Betonung der Achtsamkeit hat auch etwas Tröstliches, denn es gibt Grade der Achtsamkeit, die wir nach und nach durch Übung erreichen können – *nobody is perfect.*

Immer wieder ist in der Therapie die Einsicht wichtig, dass alles neurotische Verhalten einmal eine kreative Bewältigung einer problematischen Situation war und dass ich auch heute noch viele meiner Abwehren brauche, wenn ich mich in Sozialsystemen behaupten muss, die sich immer unkontrollierter und wahnhafter verselbstständigen. Auch und gerade gegenüber unseren neurotischen Schwächen können wir uns in Achtsamkeit üben – langsam, langsam werden sie sich dann im Licht dieses Gewahrseins wie Nebel in der Morgensonne auflösen. Aber inzwischen leben und leiden wir hier und jetzt. Gestalttherapie geht nicht davon aus, dass jeder in seiner Situation und seiner Gegenwart schon alles hat oder haben könnte, was er braucht, sondern – realistischer, aber darum letztlich radikaler – dass jeder Augenblick, den wir mit Gewahrsein erleben, eine unauslotbare Tiefe und einen unerschöpflichen Reichtum birgt, und dass es in jeder Lebenslage, und sei sie noch so eingeengt, noch Möglichkeiten und Spielräume für ein lebendigeres Leben gibt. Zur vollen Blüte wird das Gewahrsein – ich habe es an anderer Stelle *reflexive Sinnlichkeit* genannt – erst dann getrieben, wenn wir uns aktiv in die Fülle des Daseins begeben und mit besonnener Leidenschaft unser Leben gemeinsam gestalten – und uns gleichzeitig unablässig in Achtsamkeit üben. (Dazu aus gestalttherapeutischer Sicht das wunderschöne Übungsbuch von *Claudio Hofmann: Achtsamkeit, Stuttgart 2002.*)

Achtsamkeit ist die Einübung des Gewahrseins; Gewahrsein ist der Zustand, den wir mit Achtsamkeit erreichen wollen. Sich im Zustand des Gewahrseins zu befinden heißt, sich in einem Ort jenseits vom Kontaktprozess zu verankern und ihn von dort aus mit der ganzen Aufmerksamkeit, die unseren Sinnen zur Verfügung steht, zu verfolgen, und mit der ganzen

Bewusstheit unseres Geistes anzufüllen. Dies ist die erstaunliche Entdekkung der Gestalttherapie, dass wir in der Lage sind, uns mit ganzer Leidenschaft dem Leben hinzugeben und unseren Gefühlen dabei Ausdruck zu verleihen – und dabei gleichzeitig im vollen Gewahrsein zu bleiben. Die andere Entdeckung und Erkenntnis teilen wir mit uralten Traditionen, nämlich dass das Gewahrsein einen heilenden Einfluss auf unser Leben hat, dass es auf heilsame Weise einfließt in die Selbstregulierung der Organismus/Umwelt-Feldes. (Siehe z.B. *Oliver Petersen: Hier-und-Jetzt – Die buddhistische Praxis der Achtsamkeit als Hilfe in spirituellen Krisen; in: C. Zschüttig (Hg.): Hier-und-Jetzt, 5. Berliner Gestalttage 2000, Berlin u.a. 2001.*) Das Gewahrsein verändert uns selbst durch eine innere Bereicherung, für die es keine Worte gibt, und die Welt, in der wir leben, durch das Mitgefühl, das sein fester Bestandteil ist.

Gewahrsein ist immer hier und jetzt. Ich kann mir gewahr sein, dass ich an Vergangenes oder Zukünftiges denke, auch, dass meine Schwierigkeiten Ursachen in meiner Vergangenheit haben – aber dieses Denken ist in der Gegenwart, und sobald ich mir auch der Gegenwärtigkeit meiner Gedanken gewahr werde, relativiert sich deren Bedeutung. Für den diagnostischen Blick in der gestalttherapeutischen Arbeit heißt das: Nicht in den Erfahrungen der Vergangenheit liegt der Schlüssel, sondern im Erleben der Gegenwart. Es ist nicht therapeutisch wichtig, was verdrängt wird (der Inhalt, das Vergangene), sondern wie es verdrängt wird, durch welche psychische Tätigkeit hier und jetzt, die nicht im Gewahrsein ist.

Alles was bisher über die Bedeutung von Achtsamkeit und Gewahrsein für den Patienten gesagt wurde, gilt natürlich genauso für den Therapeuten. Wenn wir dennoch vielleicht davon ausgehen können, dass der Therapeut etwas mehr im Gewahrsein ist als der Patient, dann bedeutet das vor allem, dass er mehr Raum für Mitgefühl hat. Im therapeutischen Prozess ist unsere Hingabe an die Welt das Mitgefühl für den Patienten – nicht Mitleid und Nachfühlen-Können, was zur Konfluenz führen würde, sondern reine Empathie, interesseloses Interesse, unvoreingenommenes Staunen, unsentimentale Warmherzigkeit, auch: uneigennützige Liebe.

Mit dieser aus dem Gewahrsein entstehenden Haltung dem Patienten – aber auch sich selbst – gegenüber kann der Therapeut seinem Gegenüber unbefangen, aber mit geschultem Blick, begegnen. Tatsächlich wird der diagnostische Blick sein Gewahrsein erhöhen: Ein besseres Verständnis für die Zusammenhänge schärft den Blick und das Ohr und lässt unsere Voreingenommenheiten schmelzen. Voll *in der Situation aufgehen* heißt nicht, orientierungslos zu handeln, sondern die aus Ignoranz gespeisten

Vorstellungen (Projektionen) zurückzulassen. Es trübt nicht den Blick auf einen bewaldeten Hügel, wenn wir aus der diagnostischen Landkarte wissen, dass sich hinter ihm eine Schlucht verbirgt. Mit therapeutischem Blick gestalttherapeutisch zu arbeiten hindert nicht, sondern fördert in Wahrheit die Möglichkeiten der unmittelbaren, heilsamen Begegnung zwischen Therapeut und Patient. Und zwar erstens deshalb, weil sich dieser Blick auch auf den Therapeuten selbst richtet und seine Gegenübertragungen ans Licht bringt, zweitens weil er es ermöglicht, sorgsamer und damit liebevoller zu arbeiten, und drittens weil sich der Patient bei einem solchen Therapeuten besser aufgehoben fühlt. Allerdings darf sich der Therapeut nie schon auf dem bisschen Gewahrseins ausruhen, das er vielleicht erreicht hat, sondern muss auch sich selbst stets in Achtsamkeit üben. Nur so entgeht er der Gefahr, diesen diagnostischen Feldatlas womöglich zu Machtspielen zu missbrauchen oder dafür, sich hinter einem unausgesprochenen Therapieplan zu verstecken und sich selbst nicht mehr einzubringen. Der diagnostische Feldatlas ist ein Werkzeug, und er kann wie jedes Werkzeug auch missbraucht werden. Dagegen hilft nur, wenn der Therapeut sich selbst das gleiche Ziel setzt wie dem Patienten: erhöhtes Gewahrsein. Eine Therapie ist wie eine Bootsfahrt: der Patient rudert, der Therapeut steuert – aber beide sitzen immer in *einem* Boot. Das sollte sich ein Therapeut immer wieder in Erinnerung rufen.

3. Das Ziel der Therapie und ihre Beendigung

Wann ist eine Therapie beendet? Die Frage ist nicht so einfach wie sie klingt. (Die Gestalttherapeutin *Johanna Müller-Ebert hat eine ganzes Buch darüber geschrieben: Trennungskompetenz, Stuttgart 2001.*) Und sie fordert noch einmal den diagnostischen Blick des Therapeuten so heraus wie zu Beginn der Therapie. Natürlich hängt die Antwort auch vom Ziel der Therapie ab, dass sich beide zu Anfang gesteckt haben. So scheint es relativ einfach zu sein, wenn es z.B. um die Überwindung einer Sucht geht oder die Auflösung einer Phobie.

Aber selbst dann können Therapeut und Patient gänzlich anderer Meinung sein, weil der Patient oft das Verschwinden des Symptoms für die Heilung hält, wo der Therapeut zu Recht eine Verschiebung, etwa von einer Sucht auf eine andere oder einer spezifischen, objektgebundenen zu einer unspezifischen, objektlosen Angst, befürchtet. Die Übereinstimmung von Therapeut und Patient über die Beendigung der Therapie ist aber eine Voraussetzung für einen gelingenden Abschied.

Es ist deshalb wichtig, dass der Therapeut seinen Patienten von Anfang an darüber informiert, dass er als Gestalttherapeut nicht symptom-orientiert arbeitet. Dennoch wird es öfter passieren, dass Patienten gehen wollen, wenn der Therapeut noch vieles sieht, was zu tun bliebe. Der Wunsch des Patienten muss aber als eine Äußerung seiner Selbstständigkeit respektiert werden. Es geht nicht darum, dass die Patienten unsere Vorstellungen von dem, was für sie gut ist, erfüllen. Es ist *ihr* Leben, nicht unseres, und so sollte man die eigenen Motive sehr genau prüfen, wenn man einen Patienten ungern gehen lässt.
Allzu leicht mischt sich hier die Besorgnis, ob der Patient wohl mit seinem Leben zurande kommt, wenn er sich nicht noch dieses oder jenes therapeutisch angeschaut hat, mit dem Bedauern, den regelmäßigen Kontakt mit einem Menschen zu verlieren, den man lieb gewonnen hat. Und es muss nicht alles in einer einzigen Therapie und mit einem einzigen Therapeuten geschafft werden. Vielleicht braucht der Patient jetzt eine längere Pause, etwas Abstand, eine noch nicht absehbare Zeit der Assimilation. Die Dauer der Assimilation, die sich außerhalb der Therapiezeit und jenseits des Gewahrseins vollzieht, darf nicht unterschätzt werden.
Oft kommt es vor, dass der Patient ein halbes Jahr später plötzlich ein Aha-Erlebnis hat: „Das war es also, was mein Therapeut damit gemeint hat, oder das war es, was ich damals gespürt habe!" Aus dem gleichen Grund verursachen auch längere Ferien-Phasen keinen Schaden; sie müssen nur bei schwerer gestörten Patienten langfristig und sorgfältig vorbereitet sein, damit sie nicht von Verlustängsten überschwemmt werden.
Vielleicht braucht der Patient aber auch noch einmal einen anderen Therapeuten, z.B. vom anderen Geschlecht oder in höherem Alter, was vielleicht auch nicht gleich geschehen muss. Eine wachstumsorientierte Therapie wie die Gestalttherapie kann in jedem Stadium der Entwicklung und Reife ein Geschenk sein, das man sich selbst macht – vorausgesetzt man findet einen guten Therapeuten.

Dass der Patient früher gehen will, als es der Therapeut für gut hält (oder sich wünscht), ist die eine Möglichkeit; die andere ist der umgekehrte Fall, dass der Therapeut glaubt, alles Erreichbare erreicht zu haben, der Patient aber keine Anstalten macht, die Therapie zu beenden. Dann ziehen sich die Stunden hin und haben nur noch wenig Energie, der Therapeut langweilt sich und weiß nicht, wo er noch ansetzen kann. In diesem Fall gibt es nur zwei Möglichkeiten – und zu denen gehört nicht, dass die Therapie tatsächlich beendet ist: Entweder will der Patient nicht gehen, weil er seine Beziehung zum Therapeuten nicht beenden will, oder es geht um eine tiefere Schicht der Verdrängung, die dem Therapeuten noch verborgen ist und die der Patient nur vage spürt.

Im ersten Fall muss erneut die Übertragung des Patienten zum Thema gemacht werden. Aber darüber hinaus stellt sich natürlich auch die Frage nach seinen sonstigen realen und potenziellen Beziehungen. Ist er einsam und sucht in seinem Therapeuten einen Freund, für den er zwar bezahlen muss, den er dafür aber regelmäßig sehen kann? In Zeiten der seriellen Monogamie gibt es viele Paarbeziehungsgeschädigte und andere Singles. Nicht selten möchten deshalb Patienten ihre therapeutische Beziehung in eine Liebschaft oder wenigstens eine Freundschaft umwandeln, ein Wunsch, der manchmal offen geäußert, häufiger aber verschwiegen wird. Hier kann es keinen gelingenden Abschied geben, solange nicht die Natur der therapeutischen Beziehung mit all ihren Ambivalenzen geklärt ist, wozu es einer Offenheit von Seiten des Therapeuten bedarf, die ihm unter Umständen ziemlich schwer fallen wird.

Eine meiner Patientinnen hatte schon während der Therapie immer wieder versucht, mich für ein mindestens freundschaftliches Verhältnis zu gewinnen, z.B. indem sie mir vorschlug, uns einmal in einer Kaffee-Bar zu treffen oder mir selbst gemachte Fotos von Blumen mitbrachte. Als sie dann eingesehen hatte, dass eine therapeutische Beziehung etwas anderes ist, vertagte sie ihre Wünsche auf die Zeit nach dem Ende der Therapie, das sie nun aber beschleunigt anstrebte. Schließlich begann sie, die sich während der Therapie hatte scheiden lassen und nun ohne eine Beziehung lebte, Liebschaften mit Männern anzufangen, die sie mir verschwieg oder nur kokett andeutete, so als würde sie mich betrügen und wollte mich gleichzeitig eifersüchtig machen. Auch nach der Therapie wurde ich weiterhin mit Blumenbildern, langen Briefen und anderen Geschenken versorgt, während ich mich spröde und zurückhaltend verhielt. Es dauerte einige Jahre, bis sie mir unbefangen auf einer kurzen Postkarte schreiben konnte, dass sie „ihrem Liebsten" einen Ort gezeigt habe, an dem sie sich früher gern nach den Therapiestunden aufgehalten hatte.

Der zweite Fall – wenn es um noch verborgene Schichten der Neurose geht – lässt sich in der Regel leicht dadurch lösen, dass der Therapeut als Experiment den Vorschlag macht, die Therapie nach den nächsten zwei Stunden, die für den Abschied gebraucht würden, zu beenden, da er den Eindruck habe, es sei nun alles bearbeitet. Dieses Experiment führt häufig dazu, dass die Patienten anfangen zu träumen, und darüber in der nächsten Stunde sprechen möchten, oder dass sie plötzlich mit Erinnerungen oder Empfindungen kommen, von denen bisher noch nie die Rede war. Dies ist das Zeichen, dass noch weitere Arbeit ins Haus steht; nun geht es um eine tiefere Schicht der Verdrängung. Ich habe es erlebt, dass die damit beginnende Phase der Therapie noch einmal Jahre in Anspruch genommen hat. Aber ebenso gut ist es möglich, dass die Therapie, die nun wieder voller Energie und Lebendigkeit läuft, nach ein paar Monaten dann auf befriedigende Weise zu Ende geht.

Der Wunsch des Patienten, eine Therapie zu beenden, muss stets respektiert werden. Ein Therapeut sollte niemals versuchen, einen Patienten zur Fortsetzung der Therapie zu *überreden,* und dazu seine Professionalität einzusetzen – das wäre eine Infantilisierung der Patienten, die die Gestalttherapie, die auf Selbstverantwortung setzt, ablehnt. Vielmehr muss der Therapeut, natürlich unter Benutzung seines diagnostischen Wissens, mit dem Patienten auf nun gleicher Augenhöhe reden: Es ist notwendig und gut, dem Patienten zu sagen, was nach Ansicht des Therapeuten noch unbearbeitet geblieben ist, oder, wenn das der Fall ist, dass der Patient die Neigung hat, immer an dieser einen Stelle die Therapie abzubrechen oder sich einen anderen Therapeuten zu suchen. Wenn der Patient dann trotzdem geht, sollte er mit den guten Wünschen des Therapeuten gehen dürfen. Und es gibt schließlich nicht nur die Gefahr, dass der Klient an kritischer Stelle abbricht (wozu Patienten mit Borderline-Erleben und solche, die zu hysterischen und zwanghaften Prozessen tendieren, besonders neigen), sondern es ist auch möglich, dass der Patient mit seinem Therapeuten an einen toten Punkt geraten oder aus irgendeinem anderen Grunde unzufrieden ist. Und wer könnte entscheiden, ob dieses Gefühl nun berechtigt oder unberechtigt ist? Allenfalls doch nur der nächste Therapeut, der aber auf jeden Fall auf der Arbeit des Vorhergehenden aufbaut, wie schlecht der auch immer gewesen sein mag! Jeder Therapeut hat seine Grenzen, und es ist gut, sich dieser Grenzen gewahr zu sein. Fast noch wichtiger ist es aber einzusehen, dass andere – und eben auch die Patienten – unsere Grenzen oft schneller erfahren als wir selbst.

Wenn der Patient gehen will, heißt das, er kündigt den therapeutischen Vertrag. Und da es sich um eine Zweierbeziehung handelt, ist durch diese einseitige Kündigung die Beziehung aufgelöst. Dies ist eine Tatsache, der man nur dadurch zuvorkommen kann, dass man gleich zu Anfang der Therapie vereinbart, dass es bei einer Kündigung von Seiten des Patienten auf jeden Fall noch einige weitere Stunden geben wird.

Ansonsten ist die Therapie beendet und ab sofort gilt wieder, was Jürgen Habermas als unerlässliche Bedingung für das Funktionieren menschlicher Kommunikation postuliert hat, nämlich „die gegebenenfalls auch falsche wechselseitige Unterstellung der vollen Interaktionskompetenz“. Das heißt: Wir müssen von nun an dem ehemaligen Patienten so gegenübertreten, als sei er nicht mehr neurotisch, auch wenn das unserer Meinung nach nicht der Fall sein sollte.

Wir dürfen von nun an z.B. nicht mehr in der Kommunikation den Hintergrund zum Vordergrund machen und z.B. sagen: „Achten Sie mal auf Ihren Atem!“, wenn der (ehemalige) Patient gerade etwas Kritisches sagt. Es ist in Zeiten der wuchernden Psycho- und Esoterik-Szenen wichtig, daran zu erinnern, dass ein guter Umgang miteinander nicht auf gnadenloser Authentizität, sondern auf Takt, Rücksicht und liebevollem Respekt voreinander beruht. Therapeuten tun sich manchmal schwer damit, weil sie in ihrer Arbeit mit einer Lizenz, alles fragen und alles sagen zu dürfen, arbeiten und nicht wissen, dass diese Lizenz selbst dort nur eingeschränkt gilt.

Aber gibt es nicht doch auch unabhängig von den subjektiven Meinungen von Patient und Therapeut Kriterien für das Ende der Therapie? Ja, davon waren Perls und Goodman sehr entschieden überzeugt: Auf der letzten Seite ihres Buches beschreiben sie mit schönen und schwierigen Worten den Zustand eines Menschen, der therapeutisch alles erreicht hat, was erreichbar ist, also einen Zustand jenseits der Neurose, wobei es um folgende Kriterien geht (vgl. Abb. 42).

Kriterien für die Beendigung der Therapie

- Hindernisse der schöpferischen Anpassungen im Kontaktprozess sind nicht mehr „innere Schwierigkeiten", angesichts derer die Erregung erlöscht und die Energie schwindet, sondern einfach Hindernisse, durch die aggressive Gefühle und neue Ich-Funktionen mobilisiert werden.
- In der Auseinandersetzung kräftigt sich das Gefühl der Selbstgewissheit, statt dass es verloren geht.
- Ein gutes Gewahrsein der sich verändernden Situation sorgt dafür, dass sich Interesse, Erregung und Wachstum weiter entfalten.
- Das Wissen, selbst Teil der sich verändernden Situationen zu sein, die man beeinflusst und von denen man beeinflusst wird, führt zu einer neuen Verantwortlichkeit für sich selbst und seine Umwelt.
- Die Fähigkeit, sich im Vollen Kontakt aktiv hinzugeben, statt sich selbst im Weg zu stehen, sorgt dafür, dass die Kontaktprozesse auch dann befriedigend und bereichernd werden, wenn sie schmerzhaft oder frustrierend sind.

Abb. 42: Kriterien für die Beendigung der Therapie (nach PHG)
(© Dreitzel/Stelzer 2004)

Wenn das Selbst in einer Krisensituation in Kontakt bleiben und sich weiterentwickeln kann, ist die Therapie beendet. Das Kriterium ist die fortdauernde Kraft zur schöpferischen Anpassung.

Das, so meinen Perls und Goodman, ist ein unabhängiges, ebenso beobachtbares wie einfühlbares Kriterium, das sich nicht an irgendwelchen Normen für geistige Gesundheit messen lassen braucht.

Das Ende der Therapie kündigt sich oft in den Träumen der Patienten an. Zunehmend wird ihr Interesse an sich selbst geringer und ihr Interesse an anderen Menschen und Dingen größer. Der Therapeut wird jetzt als Mensch mit seinen Eigenheiten wahrgenommen, während die Frage, ob er den Patienten auch genug sieht, wertschätzt und liebt, an Interesse verliert. Die eigene Person tritt allmählich immer mehr in den Hintergrund, während im Vordergrund das Andere, Fremde, Neue steht. Der Patient geht nun häufiger spontan in den Situationen auf, die er schöpferisch bewältigt, und ist sich zugleich gewahr, dass seine schöpferischen Möglichkeiten ebenso sehr den Situationen, die ihm geschenkt wurden, wie seinem eigenen Selbst geschuldet sind.

In Wahrheit gibt es kein Ende der Therapie – es gibt nur beendete therapeutische Beziehungen.

3 Einige häufige Reaktionsbildungen

	Emotionale Reaktionsbildungen	Individuelle Reaktionsbildungen
Verstärkung der Hemmung	Arroganz, Stolz, Hochnäsigkeit, Verächtlichkeit, Zynismus cool sein, leise Stimme sich ständig Sorgen machen pathologische Eifersucht drohen ständiges Weinen	ständiges Widersprechen immer erst Nein sagen ständig drohen drohende Stimme
Wege zur Steigerung des Gewahrseins	bewusste Verstärkung und Übertreiben der Hemmung Schmelzen, Erleben und Ausdrücken des gefrorenen Gefühls	bewusstes Unterlassen des Verhaltens sich als offen und verletzlich erleben Verantwortung übernehmen lernen
Dämpfung der Erregung	sentimentalisieren, Albernheit, sich dumm stellen, ständiges Meckern, chronische Entrüstung, ständiges Sich-Empören, überprotektive Mütterlichkeit Helfersyndrom dröhnende Stimme monotone Stimme kindliche Stimme	nervöses Rauchen, mit dem Fuß tippen, ständig sich das Haar aus dem Gesicht streichen, hüsteln, ständiges Räuspern Besserwisserei, Rechthaberei, leugnen und verleugnen, chronisches Lächeln, blödeln / witzig sein müssen Zwangsgedanken, Zwanghandlungen
Wege zur Steigerung des Gewahrseins	bewusstes Unterlassen des betreffenden Verhaltens Schmelzen. Erleben und Ausdrücken des gefrorenen Gefühls	innehalten, schweigen nachspüren, zuhören das Unterdrückte aufsteigen lassen Verantwortung übernehmen lernen

Kommentar zu den Schaubildern (3) und (4)

Reaktionsbildungen dienen dazu, die Erregungsangst aus dem Erleben zu verdrängen. Wenn wir ein Verhalten beobachten, dass uns durch Häufigkeit und Unstimmigkeit im Hinblick auf die jeweiligen Situationen auffällt, dann handelt es sich vielleicht um eine Reaktionsbildung; vorerst ist das nur eine Hypothese, die überprüft werden muss. Die Überprüfung erfolgt durch ein Selbsterfahrungsexperiment, das dazu dient, das entsprechende Verhalten ins Gewahrsein zu bringen. Wenn das gelingt, und wenn dann die Erregungsangst auftaucht, ist die Hypothese richtig.

Welche Art von Selbsterfahrungsexperiment bei welcher Art von Reaktionsbildung erfolgversprechend erscheint, darüber gibt das linke Schaubild unter dem Stichwort „Wege zur Steigerung des Gewahrseins" erste Auskünfte.

Nahezu jedes Verhalten kann zu einer Reaktionsbildung werden. Kinder sind auch in dieser Hinsicht sehr kreativ. Die Liste im linken Schaubild führt also nur einige der häufiger zu beobachtenden Reaktionsbildungen auf.
Auch wissen wir nicht von vornherein, welcher neurotische Prozess durch die zusätzliche Absicherung einer Reaktionsbildung aufrechterhalten wird. Erfahrung zeigt aber, dass es typische Verbindungen gibt. Sie werden im Schaubild rechts dargestellt: Die linke Spalte führt die acht neurotischen Prozesse auf, rechts davon finden sich in der mittleren Spalte einige der Reaktionsbildungen, die sich im Zusammenhang mit dem entsprechenden neurotischen Prozess häufiger beobachten lassen.
Schließlich können Reaktionsbildungen direkt zu neurotischen Rollenmustern und Beziehungsstrategien führen. Darauf verweisen die Angaben in der rechten Spalte. Alle diese Angaben beruhen auf meinen eigenen Beobachtungen, zu denen ich aber oft von meinen Ko-Therapeuten, Supervisanden und Schülern angeregt worden bin.

Therapiebeispiele zu den Reaktionsbildungen

In einer offenen Selbsterfahrungsgruppe fiel mir ein Mann dadurch auf, dass er immer wieder kleine Anekdoten von sich selbst erzählte, in denen er ein niedliche, manchmal komische Figur abgab. Aufgefordert, eine solche Geschichte mit vollem Gewahrsein zu erzählen, berichtete er einige Vorfälle, in denen er als Kind Schätze versteckt hatte, die dann meistens doch gefunden und ihm weggenommen wurden. Auf die Frage, ob er auch heute noch Verstecke für Schätze habe, kam heraus: Ja, eines im Badezimmer, wo er einen Ziegel aus der Wand gelöst hatte, hinter dem sich – unsichtbar für seine Frau – ein Versteck befand. In diesem Versteck bewahrte er eine Zahnbürste auf – seine Zahnbürste!

- Ohne die Hypothese, dass es sich bei den Geschichten dieses Patienten um Reaktionsbildungen handeln könnte, wäre an diesem Wochenende nie die traurige und berührende Geschichte dieses Mannes zu Tage gekommen, der für seine eigene Person in seinem Leben noch immer keinen Platz gefunden hatte.

Es folgen nun einige Beispiele zu den wichtigsten und therapeutisch schwierigsten Reaktionsbildungen, den **Zwangshandlungen** und den **Zwangsgedanken**. Hier kann man sich besonders leicht dazu verführen lassen, sich mit dem Inhalt eines Zwangs abzugeben, statt zu sehen, dass sie nur der Rauch sind; das Feuer ist woanders.

Kommentar zu Schaubild (5a) und (5b)

Es werden hier vier Es-Funktionen unterschieden: **die Bedürfnisse, die Wünsche, die Entschlusskraft und die Befriedigung**. Sie sind der Motor aller Kontaktprozesse. Diese vier Es-Funktionen werden aufrecht erhalten durch die Ich-Funktionen **Brauchen, Wünschen, Wollen** im Vorkontakt und **Sich-Sättigen** im Nachkontakt. Wenn diese Ich-Funktionen gestört sind, läuft der Motor nur schwach oder gar nicht mehr. Bei der Wiederbelebung dieser Ich-Funktionen – allein darum geht es in der Therapie von Es-Funktionsstörungen – muss zunächst der **Problemkontext**, um den es geht, identifiziert werden. Dem einen fällt es schwer, sich selbst als bedürftig zu erleben. Andere ängstigen sich, wenn sie aufgeregt werden, oder scheuen sich, ihre Erregung zu zeigen. Entscheidungsfähigkeit und Entschlusskraft haben viel zu tun mit der Frage, wie weit meine Macht reicht und inwieweit meine eigenen Entscheidungen eingeschränkt oder beeinflusst werden von der Macht anderer. Will ich meinen Macht- und Energiespielraum nutzen oder lasse ich ein Macht- und Energievakuum entstehen, das dann automatisch von anderen besetzt wird? Schließlich verlangt der Volle Kontakt, dass wir die Kontrolle loslassen und uns der Lust hingeben, für viele ein beängstigender Schritt. Es ist wichtig, dass beide, Therapeut und Klient, wissen, worum es genau geht.

Bei den Spalten **„Spüren und Entdecken" und „Unterstützung suchen / finden"** geht es dann um die Wege, die die Therapie gehen muss. Jedes Stichwort steht hier für einen Erlebenszusammenhang, der bei dem Patienten wiederbelebt werden muss. Ohne den Mangel in ihrem leib-seelischen Organismus zu spüren, gibt es keine Motivation und der Mensch wird interesselos in ursprünglicher Konfluenz verharren. Bei den Ausscheidungsfunktionen kann der Mangel auch eine Überfülle sein: Bettnässen z.B. ist ein Verharren in der Konfluenz des Schläfers mit seinem kuscheligen Bett – eine Störung, die in der Regel auf unverarbeitete Trennungserfahrungen zurück zu führen ist. Auch hier wird jedenfalls das Bedürfnis nicht gespürt, der Körper nicht bewohnt.

Bei den **Wünschen, Vorstellungen und Plänen** geht es erst einmal darum, die vielfältigen Anregungen aus der Umwelt wahrzunehmen, dann aber, um nicht von ihnen überschwemmt zu werden, sorgsam zu vergleichen und abzuwägen, was mir zuträglich erscheint, was ich wirklich brauchen kann. Denn wer das Brauchen beim Wünschen überspringt, endet mit zu viel Müll.

Bei der **Entscheidungsfähigkeit** muss die eigene Kraft gespürt und entdeckt werden. Die meisten Patienten unterschätzen ihre Ressourcen, aber es gibt diejenigen, die sie überschätzen – unrealistisch allemal. Wie groß aber die eigene Kraft ist oder wie schwach, erweist sich erst am Ende, wenn das Gewollte erreicht oder unerreicht geblieben ist. Vernünftigerweise lässt sich das Risiko mindern und die eigene Einschätzung realistischer gestalten, wenn man sich mit anderen bespricht und abspricht, gegebenenfalls auch kooperiert - gemeinsam ist man stärker.

Schließlich ist es wichtig, die zunehmende **Sättigung** auch zu spüren, die Erfüllung anzunehmen und auszukosten; auch das ist nicht selbstverständlich, sondern bedarf eines gesunden Verhältnisses zur Lust, die uns das Fremde durch Freude anzunehmen erleichtert, und deren Sehnsucht nach Ewigkeit man so sehr fürchten muss wie Odysseus den Gesang der Sirenen.

Beide Schaubilder enthalten die gleichen Stichworte, jeweils etwas anders angeordnet: das obere Schaubild folgt – von links nach rechts gelesen – dem Ablauf des Kontaktprozesses; das untere zeigt – wiederum von links nach rechts gelesen – den Ablauf des Therapieprozesses.

In der Warteschlange beim Einchecken auf dem Flughafen treffen wir einen Teilnehmer aus einer gerade beendeten Selbsterfahrungsgruppe wieder. Ohne dass wir davon wussten, hatten wir die gleiche Maschine gebucht. Wir mochten ihn gern und so verabredeten wir, uns Plätze nebeneinander anweisen zu lassen. Daraufhin wollte die Frau, die uns abfertigte, alle drei Tickets zusammen sehen. Und nun begann der Patient seine Reisetasche mit ihren unzähligen Fächern langsam und sorgfältig nach seinem Ticket abzusuchen. Es dauerte ewige zehn Minuten, während derer etwa dreißig wartende Fahrgäste ungeduldig zuschauten. Dann richtete er sich auf, griff mit sicherer Hand vergnügt in seine Jackett-Tasche und holte das Ticket heraus. – Später fragte ich ihn, was dieses Verhalten zu bedeuten habe. „Ach", sagte er, „das ist nur ein kleines Ritual, dass ich immer vor Beginn einer Flugreise machen muss, um sicher zu gehen, dass ich meine Hausschlüssel (!) bei mir habe."

- Obwohl Menschen mit Zwängen oft ihr ganzes Leben darauf einstellen, findet man selten jemanden, der über seinen Zwang so klar Auskunft geben kann – hier das Ergebnis langer Therapie. Denn er konnte nicht nur unbefangen davon erzählen, sondern er wusste auch, um welche Angst es eigentlich ging und dass es sich um ein Ritual handelt, also um eine Handlung, bei der Zeit, Ort, Ablauf und symbolische Bedeutung festgelegt ist, wobei diese Bedeutung mit der Handlung nicht in einem zweckrationalen Zusammenhang stehen muss. Allerdings hätte er das nicht jedem erzählt. Umstehenden gegenüber konnte er seine Handlung nur dadurch legitimieren, dass er vorgeblich nach seinem Ticket suchte.

Einer prä-psychotischen Patientin, die mir gerade wieder einmal einen ihrer entsetzlichen Träume erzählt hatte, strich ich, neben ihr stehend, tröstend und beruhigend über den Kopf – und erschrak mich furchtbar, als ich entdeckte, dass ich ein ganzes Büschel ihrer auf 2 cm kurz geschnittenen Haare in der Hand hielt. Es stellte sich heraus, dass sie oft auf dem Boden vor ihrem Kamin hockte und sich die Haare einzeln auszupfte. Nach einer Weile erwachte sie dann wie aus einer Trance und schob dann sehr geschickt die ausgerissene Harre wieder unter die anderen und festigte das Ganze mit einem Spray.

- Ein Zwang ist eine Deckhandlung, deren Funktion es ist, die Erregungsangst nicht spüren zu müssen. Was hinter der Erregungsangst steht, wissen wir nicht. Die einzige Möglichkeit für den Patienten, das in Erfahrung zu bringen, ist, im Augenblick des Handlungsbeginns innezuhalten und nachzuspüren. Und selbst das gelingt nur schwer, wenn die Angst groß ist. Auch sind Zwänge oft schambelastet und werden sorgsam geheim gehalten. Immerhin war diese Patientin schon 18 Monate in Therapie bei mir. Um sie von dem selbstschädigenden Verhalten abzubringen, schenkte ich ihr ein langhaariges Ziegenfell, das sie sich vor den Kamin legen sollte. So erinnerte sie sich, sobald sie sich vor dem Kamin nieder ließ, an ihren Zwang und konnte nun – bewusst – die Haare aus dem Fell zupfen statt von ihrem Kopf.

Eine Patientin litt unter Flugangst. Bei der Bearbeitung stellte sich heraus, dass sie oft Katastrophenphantasien über alle möglichen zerstörerischen Unglücksfälle hatte.

- Zwangsgedanken können zu Phobien führen, sind aber Reaktionsbildungen. Was steckt hinter der verdeckten Erregungsangst? In diesem Fall ging es um Trennungsängste: Die Zwangsgedanken tauchten nur auf, wenn sie von ihrem Man und ihren Kindern getrennt reiste.

4 Das Zusammenspiel von neurotischen Kontaktprozessen, Reaktionsbildungen und Rollenmustern

Neurotische Kontaktprozesse	mögliche Reaktionsbildungen	mögliche Rollenmuster und Beziehungsstrategien
schizoide Prozesse	kindliche Stimme, Vagheit, abgebrochene Sätze Schweigen, Neigung zu esoterischen Interpretationen	Isolierung, Vermeiden von Geselligkeit, Nesthäkchen-Rolle
narzisstische Prozesse	Arroganz, Stolz, Verächtlichkeit, Zynismus, Cool-Sein, Grandiosität, Anspruchshaltung, Betonung von Differenzen, Vereinnahmung anderer	Eroberer, Stratege, wenn nicht Alpha-Position, dann Omega-Position
depressive Prozesse	Dickfelligkeit, Antriebslosigkeit, monotone Stimme, Geiz mit Worten, banale Verallgemeinerungen von sich geben	Volltöner, Hofnarr, große Schwester, Helfersyndrom, chronisches Lächeln
hysterische Prozesse	dramatisieren, sich ständig das Haar wegstreichen, Besserwisserei	immer der Erste sein, im Mittelpunkt stehen müssen
zwanghafte Prozesse	grübeln, Zwänge, unvollständige Sätze	Zahlmeister, Ordnungsfanatiker, Rechthaber
psychopathische Prozesse	verächtlich, drohen, drohende Stimme, leugnen	Führer und Anhänger, die Omega-Position
angstneurotische Prozesse	Nervosität, ängstliche Scheu, Atemnot	Kassandra-Rolle: die / der Warnende die / der Bremsende die / der Unheil Prophezeiende
Sucht-Prozesse	Anspruchshaltung, mangelnde Rücksicht, leugnen und lügen	der Verführer, der Ohnmächtige

5a Die Es-Funktionen im Kontaktprozess – Verlaufsmodell

	Vorkontakt			Voller Kontakt
Ich-Funktion:	1. brauchen	2. wünschen	3. wollen	sich sättigen
Es-Funktionen:	Triebe, Bedürfnisse, Interessen	Wünsche, Vorstellungen und Pläne	Entscheidungs-fähigkeit und Entschlusskraft	Sättigung, Befriedigung
Problem-kontext:	Bedürftigkeit	Erregung	Macht	Kontrolle
Spüren und entdecken:	Mangel	Stimulus	Kraft	Erfüllung
Unterstützung suchen und finden:	den eigenen Körper bewohnen	besonnenes Abwägen und Vergleichen	Absprache und Kooperation mit anderen	Lust

5b Die Es-Funktionen im therapeutischen Prozess

Es-Funktionen:	**Problemkontext**	**Spüren und Entdecken**	**Unterstützung suchen/finden**
Triebe, Bedürfnisse, Interessen:	die eigene Bedürftigkeit	den Mangel	den eigenen Körper bewohnen
Wünsche, Vorstellungen und Pläne:	die eigene Erregung	den Stimulus	besonnenes Abwägen und Vergleichen
Mobilisierung u. Organisation der Ja/Nein-Funktionen:	die Entscheidungs-fähigkeit	die eigene Kraft	Absprache und Kooperation mit anderen
Sättigung, Befriedigung:	Kontrolle	Erfüllung	Lust

7 Die Zusammenhänge zwischen der Arbeit an den Es-Funktionsstörungen und der Arbeit an den Persönlichkeitsfunktionsstörungen

Stufe 1	**Problemkontext**	**Spüren und Entdecken:**	**Unterstützung suchen und sich identifizieren mit:**
Es-Funktion: Triebe, Bedürfnisse, Interessen	Bedürftigkeit	Mangel	den eigenen Körper bewohnen
	Wer seine Triebe, Bedürfnisse und Interessen nicht spürt, verliert seine Lebendigkeit, und wer nicht den Wunsch und Willen hat, sie zu befriedigen und ihnen nach zu gehen, verliert seinen Lebensmut.	Wenn wir spüren und entdecken, was uns fehlt, beginnen wir, unser Wachstum zu erleben; in der Erfahrung, dass der Mangel immer wieder kehrt, beginnen wir, unsere Vergänglichkeit zu begreifen.	Je mehr wir uns im eigenen Körper mit all seinen Stärken u. Hinfälligkeiten in sinnlichem Gewahrsein zuhause fühlen, desto mehr werden wir die Natur seines Wachstums und Vergehens als eine Ressource unserer Lebendigkeit erfahren.
Pers.-Funktion: Lebensmut	Tod	Wachstum und Vergänglichkeit	der Natur des eigenen Körpers

Stufe 2	**Problemkontext**	**Spüren und Entdecken:**	**Unterstützung suchen und sich identifizieren mit:**
Es-Funktion: Wünsche, Vorstellungen, Pläne	Erregung	Stimulus	Abwägen und Vergleichen
	Wer sich nicht mit seiner eigenen Erregung und Aufregung identifizieren und, wo das angebracht ist, sie auch zeigen kann, ist zu gehemmt, um bei anderen Interesse zu finden und bleibt isoliert.	Erst wenn wir uns anregen und aufregen lassen durch die Stimuli in unserer Umwelt – wozu auch die Hindernisse gehören, die sich unseren Wünschen entgegenstellen – entfaltet sich unsere Kreativität.	Erst durch Vergleich entdecken wir unsere Einzigartigkeit, und erst durch sorgsames Abwägen der Möglichkeiten und Gefahren in unserem Umfeld erkennen wir, wie wir unsere Besonderheit als Ressource in unsere Kontaktprozesse einbringen können.
Pers.-Funktion: pers. Stil	Isolation	Kreativität	unserer Einzigartigkeit

6a Die Persönlichkeitsfunktionen – Strukturmodell

Persönlich-keits-Funktionen	**Lebensmut**	**Persönlicher Stil**	**Moral**	**Religiosität**
Problem-kontext	Tod	Isolation	Freiheit	Sinnlosigkeit
Spüren und Entdecken	Wachstum und Vergänglichkeit	Kreativität	Verantwortung	Teil-Sein Teil-Haben
Sich-Veran-kern und identifizieren mit:	der Natur des Körpers	der eigenen Einzigartigkeit	den sozialen Rollen und Beziehungen	dem Kosmos

6b Die Persönlichkeitsfunktionen im therapeutischen Prozess

Persönlchkeits-Funktionen	**Problemkontext**	**Spüren und Entdecken:**	**Sich-Verankern u. identifizieren mit:**
Lebensmut	Tod	Wachstum und Vergänglichkeit	der Natur des Körpers
Persönlicher Stil	Isolation	Kreativität	der eigenen Einzigartigkeit
Moral	Freiheit	Verantwortung	sozialen Rollen und Beziehungen
Religiosität	Sinnlosigkeit	Teil-Sein Teil-Haben	dem Kosmos

Kommentar zu Schaubild (6) und (6b)

Die Persönlichkeitsfunktionen sind das Ergebnis gelungener Kontaktprozesse: Aus unserem täglichen Umgang mit Menschen und Dingen entstehen unsere Fähigkeiten, unsere Kompetenzen, unsere guten und schlechten Erfahrungen, unsere Identifikationen, unser Umgang schließlich mit den großen Fragen, die jedes Leben aufwirft.

Das Schaubild zeigt, wie die vier wichtigsten Persönlichkeitsfunktionen aus der existenziellen Notwendigkeit entstehen, sich in Natur und Gesellschaft, in seiner Individualität wie im Weltzusammenhang durch Identifikationen zu verankern.

Wie bei den Es-Funktionen müssen auch hier zuerst die **Problemkontexte** geklärt werden, um die es geht. Die Stichworte deuten jeweils auf ein zentrales existentielles Problem des Menschen: **Tod** steht für Vergänglichkeit, Sterblichkeit, Endlichkeit, Verfall, Alt-Werden, Krank-Sein, Behindert-Sein, die vielen Anfälligkeiten und Hinfälligkeiten, die unser Leib-Sein mit sich bringt. Die These ist: Nur durch die Identifikation mit unserer Sterblichkeit können wir den Lebensmut aufbringen und unseren eingeborenen *élan vitale* genügend mobilisieren, um das Leben in unserem Körper auszuschöpfen und zu ertragen.

Isolation steht für Einsamkeit und Kontaktlosigkeit. Sie droht, sobald wir die Kreativität unserer Anpassungen aufgeben oder vernachlässigen. Jeder Mensch ist einzigartig – und muss paradoxerweise gerade das auch zum Ausdruck bringen, wenn er in unserer hochgradig individualisierten Gesellschaft *gesehen* werden will. Zugleich aber ist jeder Stil, das sagt schon der Begriff, ein Allgemeines, von mehreren getragen, und schafft somit Verbindung.

Freiheit steht für die Frage, wieweit wir es zulassen, zum Sklaven unserer gesellschaftlichen Rollen zu werden, und wieweit wir bereit sind, uns der Verantwortung zur Gestaltung unserer gesellschaftlichen Umstände zu stellen.

Sinnhaftigkeit oder **Sinnlosigkeit** ist die Frage, die am Ende für die Wertigkeit unseres ganzen Lebens steht. Je voller und intensiver wir leben, desto weniger wird diese Frage aktuell erlebt. Und doch ist sie stets der schwankende Untergrund unserer Existenz. Sie ist nicht zu beantworten und muss doch so lange gestellt werden, bis sie sich auflöst in Demut, Hingabe oder Gläubigkeit.

Natürlich geht es hier nicht darum, diese Themen zu diskutieren und ihren Umfang auszuloten. Gestalttherapie hat immer mit Erleben zu tun, und also muss auch bei den Persönlichkeitsfunktionen das Ziel sein, den Patienten in die Lage zu versetzen, die entsprechenden Erfahrungen zu machen. Wozu es manchmal auch gehört, darüber zu reden.

Störungen in den Persönlichkeitsfunktionen sind aber Störungen des Lernens und Störungen beim Sich-Identifizieren und Einlassen-auf, die wiederum Folgen unbefriedigender Kontaktprozesse sind. Und das lässt sich am besten am Nachkontakt feststellen. Viele Kontaktprozesse verlaufen gar nicht so unbefriedigend, ihre Ernte wird aber aus Mangel an Nachkontakt vergeudet. Andererseits werden die unbefriedigenden Kontaktprozesse als solche zu selten ...

Kommentar zu den Schaubildern (7) und (8)

Diese beiden Schaubilder sollen diejenigen Zusammenhänge zwischen den Es-Funktionsstörungen und den Störungen der Persönlichkeitsfunktionen verdeutlichen, die für die therapeutische Arbeit wichtig sind.

Die **vier Schaubilder** beziehen sich mit den Stufen 1 bis 4 auf die vier Es-Funktionen und die vier Persönlichkeitsfunktionen und setzen diese – vertikal gelesen - miteinander in Beziehung. Dabei handelt es sich bei den Es-Funktionen der Bedürfnisse, der Wünsche, des Willens und der Sättigung um Funktionen, die im zeitlichen Ablauf des Kontaktprozesses nacheinander erst im Vorkontakt, dann im Vollen Kontakt aktuell werden. Die Persönlichkeitsfunktionen Lebensmut, persönlicher Stil, Moralität und Religiosität dagegen werden durch das Thema des jeweiligen Kontaktprozesses aktualisiert: Sie fließen als Fähigkeiten oder Identifikationen in den Kontaktprozess mit ein, und zwar jeweils dann, wenn sie relevant werden.

Der **Zusammenhang der Problemkontexte** zeigt jeweils den Weg, wie ein ungelöster beziehungsweise neurotisch gestörter Problemkontext im Bereich der Es-Funktionen zu einem ungelösten beziehungsweise neurotisch gestörten Problemkontext im Bereich der Persönlichkeitsfunktionen führt. Die Problemkontexte selbst sind existentieller Natur, d.h. sie betreffen jeden Menschen. Normalerweise gewinnen wir durch die Lebendigkeit unserer Ich-Funktionen soviel an Kreativität, dass wir gut mit ihnen leben können oder sie gar als bereichernd erfahren. Wir spüren dann unsere Triebe und Bedürfnisse, wir sind aufgeregt über unsere Erregung, unseren Energieschub, wir fühlen uns machtvoll und kräftig, alles Mögliche zu erreichen, und geben uns so in die Situation hinein, dass die Frage nach dem Sinn unserer Existenz sich erledigt. Wenn aber diese Ich-Funktionen verloren gegangen sind, dann beginnen die existentiellen Problemkontexte zunehmend unser Leben zu beherrschen.

In diesem Fall ist Therapie sinnvoll, und sie wird genau die Schritte mit vermehrter Achtsamkeit nachvollziehen, die normalerweise, und meistens mit geringerer Achtsamkeit, auch getan werden, nämlich wir **spüren, entdecken und mobilisieren die Ressourcen** in uns und suchen uns Unterstützung außerhalb von uns. Auf die Wiederbelebung dieser Ich-Funktionen wird sich also die Therapie konzentrieren. Es kann sein, dass Patienten von vorneherein über **Störungen der Es-Funktionen** klagen. Auf der Stufe 1 ist das natürlich deutlich bei Störungen im Essverhalten und in der Sexualität, aber auch bei Verdauungsstörungen, Menstruationsstörungen und Störungen im Urinalbereich, wenn sie psychisch bedingt sind. Auch bei den komplexeren Bedürfnissen kommen solche Störungen aber vor: Antriebsschwäche als Folge eines depressiven Prozesses, Interesselosigkeit als Folge eines Lebens mit zu wenig Stimulation oder ständiger Entwertungen wären Beispiele. Dies alles betrifft die Stufe 1 der Es-Funktionsstörungen.

Auf der **Stufe 2** geht es um die Wünsche, Vorstellungen und Pläne. Mit Störungen in diesem bereich kommen Patienten seltener. Meistens geht es dann um Fixierungen wie etwa bei einer unglücklichen Liebe.

Auf der **Stufe 3** dagegen, wo es bei den Es-Funktionen um die Entscheidungsfähigkeit und die Entschlusskraft geht, finden wir oft Patienten, die als Folge von depressiven oder zwanghaften Prozessen nur schwer „in die Gänge" kommen.

9

Schizoider Prozess

Hauptcharakteristika: energieloses, angepasstes Verhalten, ätherische Stimme, langes Schweigen, Scheu

Grunderfahrung / Grundintrojekt:
Für mein Inneres interessiert sich niemand

Biographischer Hintergrund:
Zu wenig Platz gehabt – zu wenig Gehör gefunden – zu wenig als eigene Persönlichkeit respektiert worden

Projektion:	**Retroflektion:**	**Introjektion:**
„Der andere ist ganz anders als ich"	Rückzug in ein inneres Niemandsland	oft unkritisches Verhältnis zu Esoterischem

Auswirkungen auf die Es-Funktionen:

- Wie kein anderer neurotischer Prozess hat der schizoide Prozess im Vorkontakt seinen bevorzugten Ort.
- Die Bedürfnisse werden nur vage gespürt; je elementarer sie sind, desto unwichtiger erscheinen sie.
- Wünsche und Pläne spielen zunächst die Hauptrolle, verlieren sich dann in einem allgemeinen Nebel.
- Der Rückzug beginnt nach dem Entscheidungsprozess.

Auswirkungen auf die Persönlichkeitsfunktionen:

- Die Natur einschließlich des Körpers wird spiritualisiert.
- Im Stil wird der Akzent hauptsächlich auf das Private gelegt. Natur und Esoterisches gehen oft eine Verbindung ein.
- Es wird wenig gesellschaftliche Verantwortung übernommen; Neigung zu esoterischen Zirkeln.
- Der Hauptakzent liegt auf dem Übersinnlichen.

Arbeitsweg:

- vorsichtiger Körperkontakt – Hände!
- jedes Aus-sich-Herauskommen begrüßen und unterstützen

Vermeiden:	**Gegenübertragung:**
Fragen: Wo warst du jetzt? Was hast du jetzt gedacht, gefühlt, etc.?	konfluent werden mit einer träumerisch-verzauberten Atmosphäre

8 Die Zusammenhänge zwischen der Arbeit an den Es-Funktionsstörungen und der Arbeit an den Persönlichkeitsfunktionsstörungen

Stufe 3	**Problemkontext**	**Spüren und Entdecken:**	**Unterstützung suchen und sich identifizieren mit:**
Es-Funktion: Entscheidungs-	Macht	Kraft	Absprache und Kooperation
	Wer sich ohnmächtig fühlt und seine Einflussmöglichkeiten nicht wahrnimmt, lässt seinen Freiheitsspielraum durch die Macht und Energie anderer einschränken.	Wer seine eigene Kraft entdeckt und sich mit ihr identifiziert, möchte, dass seine Kraft auch gebraucht wird, und wird deshalb energievoll auf die Probleme seiner Umwelt reagieren und Verantwortung übernehmen.	Aus Absprachen und der Erfahrung von Zusammenarbeit entstehen wechselseitige Erwartungen; sich mit diesen zu identifizieren, heißt, sich auf soziale Rollen und Beziehungen einzulassen. Und damit Verbindlichkeiten einzugehen.
Pers.-Funktion: Moral	Freiheit	Verantwortung	soziale Rollen, Beziehungen

Stufe 4	**Problemkontext**	**Spüren und Entdecken:**	**Unterstützung suchen und sich identifizieren mit:**
Es-Funktion: Sättigung, Befriedigung	Kontrolle	Erfüllung	Lust
	Wer sich nicht hingeben kann und nur an seinem Selbstbild hängt, wird irgend wann mit Sinnlosigkeitsgefühlen zu kämpfen haben.	Wenn man die Fülle des Augenblicks erfahren kann, beginnt man zu spüren, dass man Teil des Ganzen ist und aktiv an ihm Teil hat.	Wenn man die Erregung spüren und die Lust zulassen kann, verliert man die Angst und Scheu vor dem Anderen, dem Fremden, und beginnt, sich im Kosmos aufgehoben zu fühlen.
Pers.-Funktion: Religiosität	Sinnlosigkeit	Teil-Sein	dem Kosmos

Auf der **Stufe 4** finden sich dann wiederum Patienten mit sexuellen Störungen und Ess-Störungen in der Therapie ein.

Die vier Schaubilder auf den beiden Ausklappseiten links und rechts zeigen nun, welche **Folgen** diese Störungen auf der Ebene der Es-Funktionen zwangsläufig für die Persönlichkeitsfunktionen haben: uns verlässt der Lebensmut, wir isolieren uns, kommen mit unseren Verantwortlichkeiten nicht zu Rande und empfinden alles als sinnlos.

Viele Patienten klagen aber nicht über Es-Funktionsstörungen, sondern über **Störungen ihrer Persönlichkeitsfunktionen:**

- Vielleicht sind sie mit ihrem Körper nicht zufrieden, ängstigen sich vor dem Alter, haben Probleme mit ihrer Geschlechtsidentität oder mit ihrer sozialen Rolle als Mann oder Frau.
- Vielleicht fühlen sie sich einsam, finden keinen Kontakt, trauen sich nicht auszugehen, wissen nicht, was sie anziehen sollen. Oder sie eifern einem Medienvorbild nach und wissen gar nicht, wer sie selbst sind, oder sie führen ein Leben mit einer falschen Identität und spielen anderen dauernd etwas vor.
- Vielleicht, höchst wahrscheinlich sogar, haben sie Paarbeziehungsprobleme. Möglicherweise sind sie sich unsicher, ob sie Kinder bekommen wollen oder wie sie mit ihren Kindern umgehen sollten. Und sie sind arbeitslos oder in einer zu stressigen Arbeit oder in einer sehr entfremdenden Tätigkeit eingebunden oder sie sehnen sich danach, Verantwortung für größere Aufgaben zu übernehmen und trauen sich die Aufgaben nicht zu.
- Vielleicht aber führen sie auch in allen diesen Bereichen ein zufrieden stellendes Leben und sind trotzdem irgendwie unglücklich, finden vieles hohl und sinnlos und fragen sich, ob dies alles gewesen sein soll.

Hier ist es nun wichtig, dass der Therapeut sich erinnert: **Alle Persönlichkeitsfunktionen sind Ergebnisse gelungener Kontaktprozesse**. Wenn Kontaktprozesse immer wieder unbefriedigend verlaufen, ist die Ursache in einem Verlust oder der Schwächung einzelner Ich-Funktionen zu suchen. Also geht es auch in der Therapie von Störungen im Bereich der Persönlichkeitsfunktionen um die Wiederbelebung von bestimmten Ich-Funktionen. Und das geschieht am besten im Hier-und-Jetzt des therapeutischen Kontaktprozesses. Wenn diese Ich-Funktionen sich auf die Es-Funktionen beziehen, werden auch die Störungen der Persönlichkeitsfunktionen von Gewicht sein.

Anders gesagt: Wenn die Störungen im Bereich der vier Persönlichkeitsfunktionen stark sind, ist eine Schwächung der Ich-Funktionen im Bereich der Es-Funktionen zu vermuten und es geht also primär um die Wiederbelebung der Funktionen des Brauchens, des Wünschens, des Wollens und des Sich-Sättigens. Darauf verweisen **die großen, gebogenen, nach oben weisenden Pfeile** in den vier Tabellen. Sie fordern den Benutzer dieses diagnostischen Feldatlas dazu auf, die vier Schaubilder hier nicht nur von oben nach unten, sondern auch von unten nach oben zu lesen – dies sind die Wege der Therapie bei existentiellen Problemen.

Kommentar zu Schaubild 9

Obwohl schizoide Prozesse oft mit einer chronischen Schwierigkeit in der Ausbildung starker, undurchlässiger Kontaktgrenzen und einer Schwäche bei der Figurbildung verbunden sind (vgl. IV,9), treten sie auch unabhängig von dieser Schwäche bei Menschen auf, die ansonsten (in anderen Situationen und bei anderen Anforderungen) ganz normale Kontaktprozesse erleben. Die **auslösende Situation** ist meistens durch Nähe, aber nicht Intimität, gekennzeichnet, z.B. Geselligkeit in kleinen Gruppen. Im schizoiden Prozess ist man schwer in der Lage, Innerliches zu äußern: Dem steht das **Grundintrojekt** „Niemand interessiert sich für mein Inneres" entgegen, das nun gestützt wird durch die Projektion, dass der andere ein ganz anderes Wesen ist, zu dessen Innerem es von meinem Inneren keine Brücke geben kann. Eine Situation, in der man einfach nur man selbst sein soll, ist die eigentlich kritische Situation, die die Flucht in das Niemandsland auslöst, aus der der schizoide Prozess besteht. Diese Situation ist deshalb kritisch, weil man genau das nicht unbefangen und angstfrei sein durfte oder konnte, was nun gefordert wird.

Der **schizoide Rückzug**, erst in Tagträumereien, dann in ein nebliges Nichts, hat etwas Tröstliches und Beschützendes, wo das eigene Innere keinen Platz fand und findet, nicht die Ängste und Befürchtungen, nicht die zarten Wünsche und nicht das erst tastende Wollen. Es ist wichtig, dem Patienten diesen Rückzugsraum zu gewähren und zu belassen, solange er ihn braucht. Der Rückzug selbst wird gar nicht Thema der Therapie. Anders als bei depressivem Brüten oder zwanghaftem Grübeln, wo die Es-Funktionen weniger Schaden genommen haben, ist es beim schizoiden Rückzug nicht sinnvoll nachzufragen. In dem Moment, wo der Therapeut dem Patienten diesen Rückzug expressis verbis erlaubt, wird sich der Patient erleichtert fühlen und mehr Vertrauen fassen. Und darum geht es: Der Patient muss lernen, dass es Vertrauen auch ohne die schützende Intimität der Konfluenz geben kann. Kontakt mit den Händen ist dabei oft ein hilfreicher Weg, weil die Hände, die sowohl heranziehen als auch wegschieben können, derjenige Körperteil sind, mit dem am ehesten ein naher aber nicht intimer Kontakt möglich ist.

Vorsicht ist geboten mit der **Gegenübertragung:** Eine Gefahr ist, dass man zu behutsam und zu wenig fordernd verfährt, weil Menschen im schizoiden Prozess oft einen fragilen, schutzbedürftigen Eindruck machen, der leicht über ihre robusteren Seiten täuscht. Intimitätswünsche, die eventuell auftauchen, wenn erst einmal eine vertrauensvolle Beziehung hergestellt ist, sind als Konfluenzbedürfnisse zu werten, d.h. als Widerstand gegen die weitere Therapie. Im Übrigen sind bei dem Gebrauch dieser Tabelle die Ausführungen unter III, 3 zur Konfluenz zu Rate zu ziehen und im **Schaubild 17** die „Tendenz zum Schizoiden" bei den Frühen Störungen und den dazugehörigen Kommentar.

Kommentar zu Schaubild (10)

Zunächst eine **Warnung:** Nahezu alle Menschen kennen gelegentliche depressive Prozesse, und sie können in der Therapie bei allen Patienten auftreten. Viele aber neigen dazu, immer wieder in depressive Prozesse zu rutschen. Spätestens wenn sie dabei in länger anhaltende und stark bedrückende Zustände geraten, ist Psychotherapie angesagt. In solchen Fällen ist aber Psychotherapie nur wenig effektiv ohne Anwendung von Psychopharmaka, und es ist heute unverantwortlich, wenn der Therapeut ihre Anwendung grundsätzlich ablehnt. (Ist er nicht selbst Arzt, muss er mit einem Arzt seines Vertrauens zusammenarbeiten.) Denn in den letzten Jahren hat es bei der Entwicklung wirksamer Antidepressiva außerordentliche Fortschritte gegeben. Allerdings darf man sich auch nie allein auf diese Mittel stützen. Richtig ist bei schweren Depressionen eine Kombination von psychotherapeutischer und medikamentöser Behandlung. Manche Depressionen sind allerdings so schwer, dass sie nur stationär behandelt werden können, weil die Patienten zu einer selbstständigen Lebensführung nicht mehr in der Lage sind. Wie sich eine solche schwere Depression von innen anfühlt, sollen die beiden folgenden Zitate veranschaulichen, die von Betroffenen stammen, die über ihren Leidensweg Bücher geschrieben haben:

„Es ist für mich ein Gefühl absoluter, schreiender Panik, Todesangst, Angst, mich aufzulösen, Angst, dass ich an einem Spiegel vorbeigehe und mich darin nicht mehr sehe."

„Dachsparren waren dazu da, mich daran aufzuhängen, die Garage, um dort Kohlenmonoxyd einzuatmen. Die Badewanne sollte das aus meinem Adern strömende Blut aufnehmen." (aus Büchern von *Verena Hoehne und William Styron, beide zitiert nach Alexander Rigos: Finsternis und Seelenqual; in: Die Entschlüsselung des Gehirns, SPIEGEL Spezial 2003).*

Die Suizid-Gefahr ist bei schweren Depressionen trotz der Antriebsschwäche, die zu dieser Krankheit gehört, groß. Es ist gut möglich, dass unter den rund 1.100 Selbsttötungen, die wir in Deutschland jährlich verzeichnen, der größte Teil auf Depressionen zurückzuführen ist.

Ein weiteres Problem bei den depressiven Erkrankungen ist der manchmal auftretende **Wechsel zwischen depressiven und manischen Zuständen.** Hier ist vor allem eines zu beachten: Während der Phase der Manie, in der der Patient unter halluzinatorischer Selbstüberschätzung und Hyperaktivität leidet, ist eine Therapie unmöglich; jeder Versuch scheitert an der verzerrten Selbstwahrnehmung des Patienten. Hier hilft nur eine medikamentöse Beruhigung und Abwarten, bis eine depressive Phase beginnt, in der die Therapie wieder möglich wird.

Hier werden nun die leichteren Formen von depressiven Prozessen beschrieben, die aber auch für den Beginn schwererer depressiver Erkrankungen typisch und darüberhinaus weit verbreitet sind. Im depressiven Prozess sackt der **Körper** in sich zusammen; es ist, als ob unser Planet auf einmal größere Anziehungskraft hätte: Alles ist schwerer, überhaupt wird alles am Leben als überaus anstrengend empfunden. Die monotone Stimme kann nerven, wirkt auf jeden Fall einschläfernd, ist aber nicht unbedingt unangenehm. Denn die Aggressionsvermeidung im depressiven

Raum für Notizen

Therapiebeispiele zum schizoiden Prozess

Während einer Regressionsarbeit in einer Fortbildungsgruppe: die Patientin sitzt auf dem Boden, das Therapeuten-Paar vor ihr, die Gruppe im Kreis darum herum. Die Patientin verfällt in ein Schweigen, schaut mit leicht glasigen Augen vor sich hin, und ist nicht mehr ansprechbar. Dieser Zustand hält an bis die Therapeuten schließlich aufgeben, die Patientin in eine Decke hüllen und eine Pause ansetzen, bei der die Gruppe und später auch sie den Raum verlassen. Nach der Pause ist die Klientin wieder zu sich gekommen und verhält sich normal

- Erst viel später konnte geklärt werden, dass für die Patientin mehrere Umstände zusammenkamen: eine als bedrohlich empfundene Nähe der Gruppe, die in dichtem Kreis um sie saß; die von ihr so empfundene Erwartung, dass sie etwas von sich preisgeben sollte; und eine in dieser Situation negative Eltern-Übertragung auf das Therapeuten-Paar, deren Kern die Erfahrung war, immer wieder von ihren Eltern verraten – vorgeführt, angeprangert, geschlagen, lächerlich gemacht, enteignet – worden zu sein, wenn sie etwas Wichtiges von sich selbst erzählt hatte. In diese Situation flüchtete sie in einen fast katatonen Zustand ohne Gedanken und Gefühle, selbst ohne Angst – ein inneres Niemandsland, von dem es nichts zu berichten gab, in dem nichts war, was man ihr hätte nehmen können.

Eine Patientin träumt, dass sie sich von unten auf einer Glasplatte liegend sieht.

- In diesem Traumbild ist die in starken schizoiden Prozessen auftretende Dissoziation vom eigenen Körper besonders deutlich durch das Symbol der Glasplatte, einer kalten und harten Trennwand, durch die sich die Patientin in ihrer „Out-of-Body-Experience" im Traum von außen sieht.

In den unteren Klassen der Schule galt ich als Träumer. Aber ich ging nicht in Tagträume, sondern verschwand absichtslos in einer Art Trancezustand, bei dem ich nicht hätte sagen können, wo ich innerlich war.

- Wenn sich in der Schule eine für mich bedrohliche Situation anbahnte, wiederholte ich ein Verhalten, dass ich mir wenige Jahre zuvor während des Bombenkrieges in den Luftschutzkellern angewöhnt hatte. Das war eine Situation, in der Menschen in körperlicher Nähe zusammenhockten und Angst hatten. Die Intimität, die mir die Nähe zu meiner Mutter als Schutz bot, war nicht ausreichend; von ihr ging eher die stillschweigende Aufforderung aus, mich zu beherrschen (wie sie sich beherrschte) und jede Gefühlsregung zu unterdrücken. Tatsächlich schwiegen alle und lauschten auf das Pfeifgeräusch der Bomben – je länger man es hören konnte, desto weiter entfernt erfolgte der Einschlag. In dieser Situation war es für mich die beste Lösung, in einen Trancezustand zu gehen, ohne Gedanken und mit halb verschlossenen Sinnen.

Prozess wirkt sich zunächst als Freundlichkeit aus, die sich, vor allem unter Alkoholeinfluss, bis zum Charme steigern kann. Der Therapeut bekommt fast nur **allgemeine Feststellungen** zu hören, manchmal gesteigert zum ‚Sprücheklopfen': *„Ja, so ist eben das Leben! – Man hat es nicht leicht. – Man gönnt sich ja sonst nichts" – etc.* Im depressiven Prozess wird alles als gleich-gültig erlebt. Nichts macht wirklich einen Unterschied, die Welt besteht aus Grautönen. Das ist eine **Projektion** der **Grunderfahrung,** dass es keinen Unterschied macht, was *ich* mache, sage und erlebe.

Diese Grunderfahrung wird im depressiven Prozess zu einer Sich-selbst-erfüllenden Prophezeiung: Man nimmt nicht mehr wahr, wo man eben *doch* einen Unterschied macht, Einfluss hat, etwas auslöst, etwas zustande bringt, sondern sieht nur, wo man scheitert und fühlt sich dann bestätigt.

Die (neurotischen) **Schuldgefühle** sind das schlechte Gewissen - gegebenenfalls auf allgemeine Umstände projiziert – das jede Sabotage an den Introjekten begleitet. Hier kann der Therapeut unterstützen z.B. durch den Vorschlag zu sagen: „Ich bin faul - und das macht mir Spaß!" Oder: „Ich bin richtig laut geworden – und das tat mir gut!"

Für die Therapie des depressiven Prozesses ist die Bearbeitung der **Retroflektionen** besonders wichtig: Arbeit mit der Stimme – „Kannst du das mal etwas dramatischer erzählen?" - Arbeit mit der Motorik – „Probieren Sie mal eine andere Sitzhaltung aus!" - Arbeit mit der nicht gespürten Wut – „Können Sie mir klar widersprechen?" und dem nicht erlebten Schmerz – „Was tust du jetzt, um deine Tränen nicht zu spüren?"

Bei den **Introjektionen** muss vor allem auf die Neigung geachtet werden, alles zu schlucken, was der Therapeut sagt, eventuell brav zu tun, was er vorschlägt, die Wirkung der Übung aber durch eben diese indifferente Bravheit zu sabotieren.

Aus all dem ergibt sich der **Arbeitsweg** schon von allein. Ich habe allerdings die Erfahrung gemacht, dass bei chronischer Neigung zu depressiven Prozessen die in der Therapiezeit mögliche Arbeit mit dem Körper nicht ausreicht; zur Wiederbelebung der Motorik ist es sinnvoll, begleitend zu Therapie ein Bewegungsprogramm zu vereinbaren. Nicht Leistungssport - aber schon der regelmäßige Besuch eines Fitness-Centers kann Wunder wirken. Am besten geeignet sind asiatische Kampfsportarten, weil sie fokussierte Aggression mit hohem Gewahrsein verbinden.

Die meisten **Therapeuten reagieren** in der Gegenübertragung entweder mit Ungeduld und unter Umständen mit Ärger auf die Trägheit des Patienten („Man möchte ihn am liebsten an der Schultern packen und durchrütteln ...") oder, wenn sie selbst zu depressiven Prozessen neigen, mit einer manchmal fast überwältigenden Müdigkeit, die sofort verschwindet, wenn der Patient gegangen ist – oder wenn seine aggressiven Funktionen sich beleben!

Raum für Notizen

10

Depressiver Prozess

Hauptcharakteristika:
körperliche Bewegungslosigkeit; emotionslos; monotone Stimme; Verbleiben bei allgemeinen Feststellungen; oft: orale Anspruchshaltung

Grunderfahrung / Grundintrojekt: *Was immer ich erlebe, tue oder zum Ausdruck bringe – es macht keinen Unterschied*

Biographischer Hintergrund:
Unmöglichkeit, Wut und Schmerz auszudrücken, sei es wegen starker Verbote und Strafen, sei es, weil niemand da war, der es hätte hören und aufnehmen können

Projektion:	**Retroflektion:**	**Introjektion:**
„Ich bin nichts wert" „Ich bin schuld" „Die Umstände sind schuld"	Motorik und Stimme, Ärger / Wut, der Ausdruck von Schmerz	Bei Schwierigkeiten: „Es hat ohnehin keinen Sinn." „Schon wieder sieht mich niemand". Was der Therapeut sagt.

Auswirkungen auf die Es-Funktionen:
Die Bedürfnisse werden gespürt, aber die Entscheidungsfähigkeit ist durch Sinnlosigkeitsintrojekte stark beeinträchtigt, sodass es oft bei Tagträumen bleibt.

Auswirkungen auf die Persönlichkeitsfunktionen:
- Es fehlt an Lebensmut. Der Körper wird überwiegend als beschwerlich erlebt. Der Tod wird als Ausweg gesehen, wobei es aber meist an Energie für einen Suizid fehlt
- Gesellschaftlich angepasst, wobei die Verantwortung gern projiziert wird
- Starke Sinnlosigkeitsgefühle

Arbeitsweg:
- Sprechkontakt: *Zu* jemandem sprechen
- Motorik beleben / die Sinne beleben
- auf konkreten Aussagen beharren

Vermeiden:
Sich auf alles einlassen, was der Patient an Leid und Anstrengung äußert

Gegenübertragung:
- Ungeduld
- Ärger
- Müdigkeit (ein Zeichen für unterdrückte Aggression im Feld)

Therapiebeispiele zu den depressiven Prozessen

Vgl. dazu auch das Beispiel auf S. 56, in dem der Patient die Azaleen-Blüten nicht sehen konnte.

- Es reicht nicht, dass der Patient etwas weiß oder wahrnimmt, er muss es auch *erleben*. Das gilt natürlich nicht nur für den depressiven, sondern für alle neurotischen Prozesse: Erst wenn wir etwas voll erleben, also mit ganzem Gewahrsein dabei sind, kann es zu einem befriedigenden Kontaktprozess kommen.

Ein allein stehender Rentner sagt: „Wenn ich meinen Maxi nicht hätte, würde ich morgens oft gar nicht aufstehen wollen. Aber Maxi weckt mich ja immer, indem er auf das Bett springt, und dann frühstücken wir zusammen."

- Die therapeutische Bedeutung von Tieren, zumal für kranke und für alte Menschen, wird immer noch oft unterschätzt. Natürlich sind sie zum Teil ein Partner-Ersatz, aber eben besser ein Ersatz als gar nichts. Vor allem das Streicheln, der Hautkontakt, ist wichtig.
  Die Neigung, morgens nicht aufzustehen, ist charakteristisch für einen depressiven Prozess, in dem die Gewissheit verloren gegangen ist, dass es einen Unterschied macht, ob es mich gibt oder nicht.

Der Therapeut fragt, z.B. zu Beginn der Stunde: „Wie geht es dir?"
Der Patient antwortet: „Gut!" – und weiter nichts.

- Dies ist ein harmloses aber charakteristisches Symptom für einen depressiven Prozess. Wenn die Frage im Vorübergehen geäußert würde, wäre diese Antwort ausreichend. So aber ist sie ein Zeichen für den Mangel an Erleben beim Patienten. Es lohnt sich, in der Therapie auf diese kleinen, scheinbar unbedeutenden Zeichen zu achten, und diese zu bearbeiten, denn hier ist es dem Patienten viel leichter möglich, ein Gewahrsein für seinen Prozess zu entwickeln.

Einige typische Aussagen von Menschen in depressiven Prozessen:

- *Da muss man durch!*
- *Probleme sind dazu da, gelöst zu werden!*
- *Es könnte schlimmer sein.*
- *Das Leben ist eine Brille – man macht viel durch.*
- *Ich schließe mich meinem Vorredner an!*
  (z.B. bei Feedback-Runden in Therapiegruppen).
- *Wenn Sie meinen... (wenn der Sprecher nicht einverstanden ist).*
- *Man gönnt sich ja sonst nichts.*

- Es lohnt sich, das Gewahrsein für diese Art von Sprüchen zu schulen, von denen es endlos viele gibt. Einige sind allgemeines Kulturgut, andere individuelle Kreationen – alle sind Ausdruck einer depressiven Gemütsverfassung.

Kommentar zu Schaubild (11)

Vorsicht: **ein zwanghafter Prozess ist nicht eine Zwangshandlung oder ein Zwangsgedanke!** Diese sind vielmehr Reaktionsbildungen, die auch als solche bearbeitet werden müssen. Natürlich wird man bei Menschen, die stark zu zwanghaften Prozessen neigen, in der Regel auch diese Reaktionsbildungen finden, aber es gibt keine notwendige Koppelung. Leichte Zwänge haben wohl alle Menschen, schwere Zwänge dagegen sind eher selten, und Menschen, die unter ihnen leiden, kommen fast nie als erstes in die freie Praxis eines Therapeuten. Zu zwanghaften Prozessen dagegen sind wir alle in der Lage. Wie hemmend sie im Kontaktprozess sind, hängt vor allem davon ab, in welchem Lebensbereich sie auftreten; in der Arbeit z.B. ist mit ihnen leichter zurecht zu kommen als in einer Liebesbeziehung.

Die **Bearbeitung** zwanghafter Prozesse erfordert viel Geduld und liebevolle Festigkeit. Dass ein Patient in einen zwanghaften Prozess gerät, erkennt man oft als erstes daran, dass er grübelnd nach den richtigen Worten sucht, die Sätze nicht zu Ende bringt und beim Sprechen immer wieder neu ansetzt. Vielleicht hat er auch Schwierigkeiten damit, ich zu sagen und äußert stattdessen z.B. „Es gibt da ein Stimme in mir, die…“ Das Grundintrojekt: „Es gibt für alles eine richtige Methode, ein korrektes Verfahren“ ist so weit entfernt vom wirklichen Leben, dass der Patient ständig die Erfahrung macht zu scheitern, d.h. sich falsch zu verhalten, ja sogar sich und die Welt falsch zu erleben, ohne dass er weiß, was richtig wäre. Das verunsichert und verängstigt natürlich.

Andererseits gibt es **berufliche Tätigkeiten,** in denen Zwanghaftigkeit honoriert wird. Wir alle möchten ja auch, dass derjenige, der mit unserem Geld umgeht oder für unsere Sicherheit verantwortlich ist, mit größter Sorgfalt verfährt und sich an die Vorschriften hält. Aus diesem Grund kommen Menschen, die stark zu zwanghaften Prozessen neigen, seltener in die Therapie als andere. Wenn sie aber kommen, sind sie oft in einer Gruppe nicht gut aufgehoben, weil sie wegen ihrer Umständlichkeit und ihres manchmal bizarren Verhaltens dort eher Ungeduld and andere negative Reaktionen auslösen.

Es passiert nicht selten, dass Patienten mit zwanghaften Prozessen die **Therapie** plötzlich gerade dann abbrechen, wenn ein Durchbruch erzielt worden ist. Hier muss der Therapeut aufpassen: Solche „Durchbrüche“ können nachträglich erhebliche Angstzustände auslösen, über die der „brave“ Patient nicht gern spricht. Das ist beim „Arbeitsweg“ gemeint mit dem Hinweis „Bei Erfolgen enttäuschungsfest bleiben“.

Therapiebeispiele zum zwanghaften Prozess

Ein jüngerer Beamter aus der Ministerialbürokratie suchte uns mit dem Wunsch nach Therapie auf. Nach einem Vorgespräch nahmen wir ihn trotz einiger Bedenken in unsere laufende Therapiegruppe auf. Dort erschien er stets ordentlich in Anzug und Krawatte gekleidet und fiel allein dadurch schon in einer Gestaltgruppe auf. Er passte sich aber schnell an und legte nun vor Beginn jeder Sitzung seine Jackett ab, legte es sorgsam nach innen gekehrt zusammen und dann über eine Stuhllehne. Danach folgten die Schuhe, die gerade ausgerichtet unter einem Stuhl ihren Platz fanden. Schließlich lockerte er seinen Schlips, krempelte seine Ärmel sorgfältig auf, und

Raum für Notizen

11

Zwanghafter Prozess

Hauptcharakteristika:
zögerliches, ängstliches, ritualisiertes, angestrengtes Verhalten

Grunderfahrung / Grundintrojekt:
Es gibt für alles eine richtige Methode, ein korrektes Verfahren.

Biographischer Hintergrund:
Desorientierung durch familiäres Chaos oder/und willkürliche Regeln plus schulisches und berufliches Lernmilieu, das Regelhaftigkeit belohnt

Projektion:
„Man erwartet von mir, dass ich das weiß / kann"

Retroflektion:
grübeln statt fragen, zu sich selbst statt zu anderen sprechen

Introjektion:
Neigung, Anweisungen oder das, was man dafür hält, zu schlucken

Auswirkungen auf die Es-Funktionen:
- statt die Bedürfnisse zu spüren, werden sie routinemäßig befriedigt;
- Entscheidungsprozesse können außerordentlich schwierig und langwierig werden.

Auswirkungen auf die Persönlichkeitsfunktionen:
- statt Lebensmut viel Lebensangst, der durch Routinen begegnet wird
- außengeleitete Moral, Überanpassung

Arbeitsweg:
- geduldiges Arbeiten in kleinen Schritten
- Patient muss lernen zu fragen
- die eigenen Impulse spüren lernen
- Arbeit mit Medien, bewährt: Modellieren mit Ton oder Knete
- bei Erfolgen enttäuschungsfest bleiben

Vermeiden:
- zu schnelles Tempo
- drängen, lachen

Gegenübertragung:
- Ungeduld
- Abwehr durch Komisch-Finden

erklärte „So, nun bin ich gestalt-bereit!" – Dieser Mann erzählte nun eines Tages, er habe ein Problem mit seinem Chef bekommen. Er sei zu ihm gerufen worden und habe sich Vorwürfe anhören müssen. Und weshalb? Das wisse er auch nicht. Schließlich kam heraus, dass sich eine Kollegin beschwert hatte, er habe sie an die Brust gefasst. Nun bestanden wir darauf, die Geschichte ganz genau zu hören. Er habe mit ihr während einer Arbeitspause im Flur gestanden und man habe sich unterhalten. Plötzlich habe sich seine Hand unter ihrer Bluse an ihrer Brust befunden. Er wisse auch nicht, wie sie dahin gekommen sei.

- Das zwanghafte Verhalten hat oft eine komische Seite – solange man nicht sein Opfer wird. Wir haben diesen Mann aus der Gruppe genommen, denn er wurde dort nur belächelt oder stieß auf Aggressionen. Menschen in zwanghaften Prozessen sind aber ängstlich und brauchen Geduld und freundliche Unterstützung. Die Geschichte, die er erzählte, berichtet von einem extremen Fall von Abspaltung von Triebbedürfnissen. Weil die körperlichen Bedürfnisse sich in kein Schema von „richtig" und „falsch" einordnen lassen, machen sie Angst und werden gegebenenfalls verdrängt. Man kann ihm also glauben, dass er tatsächlich nicht wusste, wie seine Hand dorthin gelangt war – er hatte es nicht wirklich erlebt! Für die Struktur des neurotischen Prozesses ist es unerheblich, wie auffällig und sozial inakzeptabel oder wie unauffällig und beruflich angepasst das Verhalten ist. Gar nicht selten gibt es Patienten, die sich schwer tun, das Wort „ich" zu benutzen, wenn es um ihre Empfindungen und Gefühle geht. Sie sagen dann vielleicht mit gesenktem Blick und zögerlicher Stimme „Es gibt da einen Satz in mir, der könnte lauten ...". So etwas kann man leicht überhören, aber es geht im Kern um die gleiche Abspaltung wie bei dem Beispiel von der Hand, die sich verselbstständigt hatte.

Ein Teilnehmer in einer Gruppe liegt ausgestreckt auf dem Boden (die anderen sitzen auf Kissen an der Wand), die Hände über dem Bauch gefaltet und ein Bein über das andere geschlagen. Bei einer Runde kommt die Reihe an ihn. Er sagt erst eine Weile nichts. Dann äußert er nur: „Ich habe alles unter Kontrolle!", und hebt den Kopf etwas, um an seinem Körper herunter zu schauen. Es ist vollkommen still in der Gruppe. Und dann knurrt plötzlich laut und ausdauernd sein Bauch. Befreiendes Lachen in der Gruppe.

- Auch dieser Mann versuchte vergeblich, seinen Körper zu kontrollieren – das Leben setzt sich durch.

Eines Tages kam ein Mann, mit dem ich glaubte, einigermaßen gut an zwanghaften Prozessen gearbeitet zu haben, voller Freude in die Stunde und erzählte mir, er habe sich jetzt über seinem Schreibtisch ein Blatt Papier angepinnt, auf das er geschrieben habe „SEI IMMER SPONTAN!"

- Man muss vorsichtig sein mit Erfolgserlebnissen in der Therapie von zwanghaften Prozessen: Oft handelt es sich um Phyrrhus-Siege. Ein Erfolg war vielleicht, dass er den Zettel nicht gerahmt hatte.

Kommentar zu Schaubild 12

Der Hysterische Prozess **springt über** weite Teile der zweiten Kontaktphase hinweg direkt in den Vollen Kontakt. Was übersehen wird, sind oft die Schwierigkeiten auf dem Weg, die einen aber später einholen. Es kann aber auch umgekehrt eine **Kassandra-Mentalität** entstehen, in der die Gefahren, die mit jedem Kontaktprozess verbunden sind, ständig betont und überbewertet werden. In beiden Fällen verbirgt sich dahinter die Schwierigkeit, die eigene, oft unangemessen hohe Erregung zu erleben und zu ertragen.

Für Freud war die Hysterie die gesündeste der Neurosen. Wenn wir hier einmal absehen von den selten gewordenen Konversionshysterien (z.B. hysterische Lähmungen u.Ä.), so lässt sich über die hysterischen Prozesse gewiss sagen, dass sie wenigstens eine Teilbefriedigung erreichen. In der **Gegenübertragung** lässt sich der Therapeut denn auch leicht vom Patienten begeistern oder faszinieren oder sich zumindest von seinem Tempo mitziehen.

Trotzdem sind hysterische Prozesse unbedingt **ernst** zu nehmen, und zwar nicht nur, weil manche hysterischen Prozesse auch Teil eines **Borderline-Erlebens** sein können, die sich bis ins psychotische Erleben steigern können. Im hysterischen Prozess erlebt der Patient oft eine Fülle von Symptomen, die therapeutisch kaum von Bedeutung sind, aber dennoch ein wirkliches Leiden verursachen, das als solches gewürdigt werden muss.

Der Name Hysterie leitet sich vom Altgriechischen hysterikos (= die Gebärmutter betreffend) ab. Heute wissen wir aber, dass es sich nicht um eine geschlechtsspezifische Störung handelt: Hysterische Prozesse kommen nicht selten auch bei Männern vor, sind aber oft weniger deutlich erkennbar, weil bei Männern seltener die dazu gehörigen Reaktionsbildungen wie etwa Dramatisierung zu finden sind. Das hängt mit den geschlechtsspezifischen Sozialisierungen zusammen.

Der entscheidende Punkt des Hysterischen Prozesses ist die Introjektion von Halbwissen: Ein Teil dessen, was an relevanten Informationen in der Umwelt vorhanden ist, wird übersehen und überhört, der andere Teil wird pars pro toto für alles, was von Wichtigkeit ist, genommen. Deshalb ist hier die Arbeit an der Wahrnehmung und Orientierung zentral: Was hast du gesehen? Was hast du gehört? Was hast du mich sagen hören? Was wir mit den Augen sehen und mit den Ohren hören, ist nicht unbedingt identisch mit dem, was wir als Gesehenes und Gehörtes erleben.

Kommentar zu Schaubild (13)

Plötzliche **Angstanfälle** sind verbreiteter als man denkt. Viele sprechen nicht gern darüber, auch nicht bei ihrem Arzt, der ihnen im übrigen auch nur irgendein Beruhigungsmittel verschreibt. Bei starken angstneurotischen Prozessen aber ist der Leidensdruck erheblich, sodass fast immer ein Therapeut, nicht immer aber ein Psychotherapeut, aufgesucht wird.
Der zentrale Punkt ist, dass es sich bei den Panikattacken um eine **Angst vor der Angst** handelt. Die Reaktionsbildungen, die normalerweise die Erregungsangst aus dem Gewahrsein löschen, greifen im angstneurotischen Prozess nicht, weil sie immer noch als zu konfliktträchtig erlebt werden. Denn das **Kernproblem,** das hinter dem angstneurotischen Prozess steht, ist die Furcht, im Falle eines Konfliktes verlassen zu werden. Wenn ein Kind – wie berechtigt oder unberechtigt auch immer – eine solche Angst entwickelt, wird es natürlich konfliktscheu werden. Da nun aber Konflikte zum Leben gehören, werden die Verlassenheitsängste ständig wieder neu ausgelöst, so dass nun die Angst vor diesen Ängsten zu dominieren beginnt. Man könnte sagen, der angstneurotische Prozess ist eine Konflikt-Phobie.

Die Panikanfälle sind u.U. sehr **dramatisch**; der Therapeut darf nicht seinerseits Angst vor der Panik des Patienten bekommen. Er muss den Patienten beruhigen, darf aber andererseits nicht dessen Angst herunterspielen, um vielleicht auch sich selbst zu beruhigen - die Angst ist schlimm, die Gründe für die Angst nicht!

Phobien sind spezielle Fälle von Angstneurosen. Hier wird die ganze Erregungsangst an ein bestimmtes Objekt, z.B. eine Spinne, oder einen bestimmten zu engen oder zu weiten Raum gebunden. Insofern sind Phobien kreative Lösungen für Angstneurosen, denn das Vermeidungsverhalten ist meistens (nicht immer!) weniger beeinträchtigend als die immer wieder auftretenden Panikattacken.

Das Problem einer Desensibilisierung des Patienten durch eine verhaltenstherapeutische Gewöhnung an die phobisch vermiedene Situation ist, dass die an das Objekt der Phobie gebundene Erregungsangst nun wieder frei wird. Wenn man die Phobie als eine **kreative Lösung für eine Angstneurose** begreift, wird die Wahrscheinlichkeit, in angstneurotische Prozesse zu geraten, durch die (Verhaltens-) Therapie der Phobie erst einmal größer.

Es muss also auf jeden Fall der **angstneurotische Hintergrund** der Phobie bearbeitet werden, und das heißt, es wird um die Widerbelebung aggressiver Funktionen und die Akzeptanz von Konflikten generell gehen.

Oftmals sind Phobien mit Katastrophenphantasien von zwanghafter Natur verbunden. Das sind Reaktionsbildungen zur Vermeidung von Erregungsangst. Hinter der Erregungsangst steht die Verdrängung von Konfliktpotentialen.

12

Hysterischer Prozess

Hauptcharakteristika:
Hektik / zu schnelle Figurbildung / oberflächliche Orientierung

Grunderfahrung / Grundintrojekt:
Nur wenn ich dramatisch werde, finde ich Gehör;
meine Fragen werden nicht beantwortet

Biographischer Hintergrund:
erst Überstimulierung, dann zu wenig Raum und Zeit für sich bekommen

Projektion:
Der Stimulus wird sofort als „toll" oder als „grauenhaft" erlebt.

Retroflektion:
sehen und hören von Informationen

Introjektion:
rasches Schlucken von Halbwahrheiten

Auswirkungen auf die Es-Funktionen:
- Die Ebene der Bedürfnisse wird oft übersprungen und der Kontaktprozess beginnt gleich mit den Wünschen und Plänen
- Die Wünsche werden nicht besonnen gegeneinander abgewogen
- Die Entscheidungen werden oft zu rasch gefällt

Auswirkungen auf die Persönlichkeitsfunktionen:
- Alle Persönlichkeitsfunktionen sind wenig fundiert und haben eher modischen Charakter

Arbeitsweg:
- Atem beruhigen
- lernen Fragen zu stellen
- Retroflektionen bearbeiten
- Verlangsamung

Vermeiden:
von der Begeisterung oder der Ängstlichkeit anstecken lassen

Gegenübertragung:
Konfluent werden durch
- Faszination
- sich ins gleiche Tempo ziehen lassen
- Oberflächlichkeit

Therapiebeispiele für den Hysterischen Prozess

Die Therapeutin verlegt ihre Praxis in ein weit entfernt liegendes anderes Viertel der großen Stadt. Über viele Sitzungen bekommt sie etwa zu der Zeit, zu der ihre Stunde beginnen soll, von einer ihrer Patientinnen einen Anruf mit der Bitte um Hilfe: Sie habe sich wieder verfahren und stünde nun mit ihrem Auto an der Ecke so und so, und wie sie von dort zur Praxis finden könne.

• Diese Patientin hat eine Halbwahrheit introjiziert: Sie weiß die neue Adresse, kennt aber den Weg dahin nicht. Sie glaubt, bereits ausreichend Bescheid zu wissen, wenn sie die Adresse kennt. In Wahrheit ist sie nicht ausreichend informiert, handelt aber trotzdem.

Eine Patientin berichtet, dass sie schon mehrfach beim Durchqueren eines großen Raumes, in dessen einer Ecke das Bett steht, in dem ihr Liebhaber schon auf sie wartet, mitten im Zimmer plötzlich ohnmächtig geworden sei.

- Hinter dieser wunderbar altmodischen Reaktion, so ergab die Bearbeitung, stand eine tief verdrängte Angst vor männlicher Sexualität.

Eine Patientin mit starkem Borderline-Erleben ruft mich etwa zehn Minuten, nachdem ihre Stunde hätte beginnen sollen, etwas panisch und sehr verwirrt an, ob ich ihr helfen könne herauszufinden, wo sie eigentlich sei. Es stellte sich heraus, dass sie sich in einem U-Bahnhof befand und in diesem Moment nicht mehr wusste, wie sie dahin gekommen war. Ich musste sie langsam und umsichtig am Telefon führen: „Siehst du die große Schrift an der Wand mit dem Namen der Station, wenn du dich von den Gleisen abwendest und umdrehst?, etc. Sie kam dann eine halbe Stunde später und war völlig beruhigt, ja heiter.

- Die Therapie hatte zu dieser Zeit einen tiefen neuralgischen Punkt erreicht – vielleicht zu schnell. Jedenfalls hatte die Angst vor einem weiteren Aufbrechen der Verdrängung in der nun anstehenden Stunde zu einer vorangehenden, fast schon psychotisch anmutenden Desorientierung geführt, die sich später nie wiederholen sollte.

Ausspruch einer Therapeutin in einem supervisorischen Zusammenhang: „Meine Mutter war imstande mich zu wecken, nur um nachzusehen, ob ich schlafe".

- Hier haben wir in einer Nussschale die Beschreibung der Beziehung einer Mutter zu ihrem Kind, deren Folge eine ausgeprägte Neigung zu hysterischen Prozessen sein kann, die sich auch in dieser Formulierung zeigt: Das Kind wird ununterbrochen irgendwelchen Stimuli ausgesetzt, kommt nicht zur Ruhe und lernt, mal sich selbst und seinen Bedürfnissen vorweg zu sein, mal zu dramatisieren, um überhaupt als eigenständiges Wesen wahrgenommen zu werden.

Beispiel für einen angstneurotischen Prozess

Ein Arzt sucht Hilfe wegen gelegentlicher, aber immer häufiger auftretender Panikattacken. Das immer komplizierter werdende Abrechungssystem, bei dem jede ärztliche Leistung mit Punkten bewertet wird, deren finanzieller Gegenwert von Jahr zu Jahr schwankt, und viele andere Vorschriften dieser Gesundheitsreform in Permanenz ängstigen ihn und führen vor allem vor dem Quartalsende, wenn er nicht weiß, wie viel er in den letzten Monaten wirklich verdient hat und ob er seine Praxis als Internist, die mit den heute notwendigen teuren Geräten bestückt und entsprechend stark verschuldet ist, noch halten kann, zu schweren Panikanfällen mit Schweißausbrüchen und Herzrasen. Diese belasten ihn vor allem in seinem Privatleben in der Beziehung zu seiner Frau, er leidet unter massiven Schlafstörungen und immer häufiger unter Impotenz, hat aber gleichzeitig Anlehnungs- und Kuschelbedürfnisse gegenüber seiner Frau. Er steht dann nachts auf und trinkt zwei oder drei Gläser Whisky und raucht exzessiv, was seine Impotenz eher verstärkt und ihn morgens übernächtigt und lustlos zur Arbeit in seiner Praxis gehen lässt.

- Vielen Ärzten macht die Gesundheitsreform das Leben schwer und nicht wenige vor allem der Älteren unter ihnen geben entnervt auf. Das ist die reale Seite der Leidensgeschichte dieses Patienten. Die neurotische Seite ist seine Neigung, immer wieder in angstneurotische Prozesse zu gehen, die seine Schwierigkeiten in der Arbeit noch verstärken, vor allem aber sein Privatleben und seine Gesundheit ruinieren. Auf der Seite der Realität wiederum steht die Schwierigkeit, für seine beruflichen Frustrationen ein wirkliches Gegenüber zu finden, mit dem der Konflikt ausgetragen werden könnte – es handelt sich ja um Gesetze und Erlasse, die von Institutionen wie der Kassenärztlichen Vereinigung und den Krankenkassen durchgesetzt werden, gegenüber denen der Einzelne relativ machtlos ist. Die Ängste dieses Arztes gelten realen Problemen und abstrakten Mächten. Neurotisch hinzu kommt bei ihm aber die Angst vor diesen Ängsten, die er als Panikanfälle erlebt.

  Die Anamnese ergab, dass er eine zu hysterischen Prozessen neigende Mutter hatte, die bei jeder aggressiv-autonomen Regung des Jungen einen „Zusammenbruch“ bekam. So lernte das Kind, dass Konflikte mit der Mutter zum Verlust der Beziehung zu ihr führten, und begann, seine aggressiven Impulse zu unterdrücken. Nach dem frühen Herzinfarkttod des überbeschäftigten Vaters wurde die Beziehung des einzigen Kindes zur Mutter immer enger, genauer: konfluenter. Die Therapie ergab im Weiteren, dass dieser Patient die ihn als Arzt umgebenden Institutionen wie eine schützende Mutter erlebte, denen gegenüber er in keine Konflikte gehen konnte. Gleichzeitig waren diese Institutionen dank der Gesundheitsreformmaßnahmen immer weniger „nährend“ für in. So suchte er nun umso mehr ein harmonisches, kuscheliges Verhältnis zu seiner Frau, wobei diese Konfluenz natürlich seine Sexualität unterminierte. Der Weg der Therapie führte bei diesem Patienten über die Wiederbelebung der aggressiven Funktionen des Selbst.

Raum für Notizen

13

Angstneurotischer Prozess

Hauptcharakteristika:
Panische Angst vor der Angst

Grunderfahrung / Grundintrojekt:
Jeder Konflikt, auf den ich mich einlasse, führt dazu, dass ich verlassen werde

Biographischer Hintergrund:
unter Anpassungsdruck werden die die Autonomiebestrebungen tragenden aggressiven Ich-Funktionen unterdrückt und als Trennendes und Zerstörendes verarbeitet

Projektion:
„Der/die/das macht mir Angst“ (statt: „Ich habe Angst“)

Retroflektion:
Die aggressiven Funktionen werden zurückgehalten.
Die Erregung wendet sich nach innen: Zittern, Herzrasen, Schweißausbrüche.

Introjektion:
Aus: „Ich habe Angst“ wird „Ich kann nicht!“

Auswirkungen auf die Es-Funktionen:
- Die Stimuli werden oft überstark und beängstigend erlebt
- Die Entscheidungsfähigkeit ist beeinträchtigt durch das mangelnde Gefühl eigener Kraft

Auswirkungen auf die Persönlichkeitsfunktionen:
- der Lebensmut ist erheblich beeinträchtigt
- die Übernahme von Verantwortung in sozialen Rollen und Beziehungen wird durch die Angstattacken sehr beschwerlich
- eine häufige Folge der Angstattacken ist soziale Isolierung

Arbeitsweg:
- Beruhigung des Atems
- in kleinen Schritten: erst die Sinne, dann die Motorik und Initiative stärken, damit die eigene Aufregung als nicht mehr katastrophisch erlebt werden muss
- die aggressiven Ich-Funktionen stärken

Vermeiden:
- Hyperventilation
- Es reicht nicht, nur zu besänftigen!

Gegenübertragung:
abwerten oder sich anstecken lassen

Raum für Notizen

Kommentar zu Schaubild (14)

In schwächerem Maße gibt es psychopathische Prozesse gar nicht selten, obwohl sie vielleicht häufiger bei Männern vorkommen, weil zur Sozialisation von Männern *oft das* **Stark-sein-Müssen** gehört. In solchen Prozessen mag sich dann jemand sagen *Jetzt ist mir alles egal – jetzt mach ich einen drauf – oder: Jetzt hol ich mal richtig aus, da werden wir schon sehen, wer hier der Stärkere ist!* Das kann sich in Paarbeziehungen gegen die Frau richten, besonders wenn sich im biographischen Hintergrund des Mannes eine starke, beängstigende oder feindselige Mutter findet. Und eben dieses **Übertragungserleben** muss in der Therapie Thema werden und ins Gewahrsein gelangen.

Eine starke Neigung zu schwereren psychopathischen Prozessen wird dagegen in einer normalen therapeutischen Praxis nicht zu bearbeiten sein. Hier geht es vor allem um verwahrloste Jugendliche und um erwachsene Kriminelle, deren Therapie ein **eigenes Setting** und eigene Techniken erfordern. Die therapeutisch wichtige Erfahrung, auf andere angewiesen zu sein, muss u.U. so stark sein, dass sie nur in einer potentiell lebensbedrohlichen Situation auftaucht, wo nur Zusammenstehen und Solidarität der Gruppe helfen.

Raum für Notizen

14

Psychopathischer Prozess

Hauptcharakteristika:
emotionale Desensibilisierung

Grunderfahrung / Grundintrojekt:
Wenn ich Angst habe oder Angst zeige, verliere ich Zuwendung und Liebe

Biographischer Hintergrund:
oft: viel Bedrohung und Gewalt; kein Gehör gefunden für differenzierte Gefühle und Bedürfnisse; in einer tieferen Schicht: Angst vor der Mutter, die energisch, grob, abweisend, unzuverlässig u.Ä. ist

Projektion:
die eigene Angst und Schwäche wird als die Angst und Schwäche des anderen erlebt

Retroflektion:
die eigene Bedürftigkeit, Mitgefühl,
das eigene Differenzierungsvermögen

Introjektion: Die eigenen Stärke- und Schwächeerfahrungen werden zu: „Man ist entweder stark und lebendig oder schwach und potentiell tot"

Auswirkungen auf die Es-Funktionen:
Das Bedürfnis nach Wärme, Zuwendung, Hilfe, Mitgefühl, Trost wird unterdrückt. Die Wünsche, Pläne und Entscheidungen beziehen sich auf das Siegen und die Vermeidung der Niederlage.

Auswirkungen auf die Persönlichkeitsfunktionen:
- statt Lebensmut verdrängte Angst
- statt Moral Freund/Feind-Verhältnisse, evtl. kriminelle Rollen-Identifikation
- die Individualität ordnet sich der Horde und ihren Symbolen unter oder es kommt zu extremer Isolierung

Arbeitsweg:
- Resensibilisierung durch Sprechen über die eigenen Erfahrungen und durch Erfahrungen, bei denen man auf den anderen angewiesen ist
- positive Erfahrungen mit Erlebnissen, die nicht in das Stärke/Schwäche-Schema passen

Vermeiden:
- in Kampf- und Machtspiele gehen
- alles allein schaffen wollen

Gegenübertragung:
- Angst
- siegen wollen

Therapiebeispiele für den psychopathischen Prozess

Eine Patientin berichtet: Sie lernt auf einer Party einen Mann kennen und lässt sich von ihm mit auf sein Zimmer nehmen. Sie sitzt in einem Sessel und er auf der Bettkante. Während sie sich unterhalten, spielt er die ganze Zeit mit einer Pistole, die auf dem Nachtisch liegt, und die er um seinen Finger kreisen lässt. Sie ist fasziniert und erregt, nach einer halben Stunde aber überwiegt doch die Angst, und sie geht.

- Beide sind in einem psychopathischen Prozess verhakt: Er spielt mit der Drohung von Gewalt und versetzt sie damit in Angst, was ihn vermutlich erregt. Sie unterdrückt die Angst, die sie zugleich erregt, und spielt damit, sich zwingen zu lassen. Er spielt mit der Phantasie des Sieges, der nur einer ist, wenn er gegen Widerstand erkämpft wurde, einen Widerstand, den er erst mit seiner Drohgebärde ausgelöst hat. Sie spielt mit der Phantasie der Niederlage, die ohne die Drohung keine wäre. Sie unterdrückt zum großen Teil die Angst, die er ihr macht. Dieses Mal bleibt es beim Spiel, bei der Andeutung der Möglichkeiten: Sie geht, und er lässt sie ziehen. In der Therapie geht es erst einmal darum, dass sie sich des Risikos voll bewusst wird. Dazu gehört auch ein Gefühl dafür, wie sehr sie den Mann auch noch provoziert hat, indem sie mitgespielt hat, statt sofort zu gehen. Der nächste Schritt ist dann, die Angst wirklich zu spüren, um dann schließlich andere Wege der Erregung und Befriedigung zu finden als die von Bedrohung, Gewalt und Angst.

Ein Bild im SPIEGEL: Im Zusammenhang mit einem besonders heftigen Zusammenstoss von Polizei und Hooligans am Rande eines Fußballspiels zeigt ein Foto einen am Boden liegenden, blutüberströmten jungen Mann, dem jemand ein Mikrofon vor den Mund hält. Die Unterschrift lautete in etwa: „Es war geil! Dieses Mal haben die Bullen uns erledigt – das nächste Mal kriegen wir sie!“

- Sieg und Niederlage ist im psychopathischen Prozess das Schema, in das alles, was am Leben aufregend ist, passen muss. Dabei kann die Niederlage so erregend sein wie der Sieg. In diesem Fall dürfte eine Re-Sensibilisierung für andere Formen des Erlebens eine langwierige Angelegenheit sein und bedarf jedenfalls eines besonderen Settings.

Kommentar zu Schaubild (15)

Aus der Perspektive des Kontaktprozess-Modells ist der Kern der narzisstischen Störung die **Angst vor dem Vollen Kontakt**. Diese Angst ist eine Angst vor Kontrollverlust. Loslassen, sich fallen lassen, sich treiben lassen, sich berühren lassen, sich verwöhnen lassen, überhaupt sich helfen lassen – alles das fällt im narzisstischen Prozess schwer. Es geht um einen Mangel an Vertrauen, dessen Grund die Befürchtung ist, das diejenigen, auf die man nun angewiesen ist, sich plötzlich entziehen und einen hilflos zurücklassen.

Im Vollen Kontakt, also in der Phase der Integration von Figur und Grund, der Verschmelzung von Subjekt und Objekt, geht es nicht mehr um die absichtsvollen Ich-Funktionen, mit denen wir etwas erreichen wollen, sondern um **Hingabe** an das Gewonnene. Und eben das ist es, was retroflektiert wird, wo man sich zurücknimmt und lieber alles unter **Kontrolle** behält.

Das kann subtile Formen annehmen oder auch zu einer starken Symptomatik führen. Isadore From erzählte von seinem Freund Paul Goodman, man habe ihm kaum je etwas Neues berichten können; stets habe er geantwortet: *„Yes, I know“*. Für From war diese Reaktionsbildung bereits ein Symptom für das, wofür Goodman selbst den Ausdruck Egotismus erfunden hatte und was ich hier einen narzisstischen Prozess nenne: Nicht selbst zu wissen, kann bereits als ein bedrohlicher Verlust von Autonomie erlebt werden.
Ähnlich wenn man jemanden voller Begeisterung von einem Erlebnis erzählt, von dem man gerade erfüllt ist, und der Zuhörer bald schon mit den Worten unterbricht: *Ja, das kenne ich auch!* – und dann sofort mit einer eigenen Geschichte unterbricht. Oder wenn man mit Freunden im Kino einen berührenden Film gesehen hat, und dann jemand sofort nachdem der Vorhang gefallen ist, mit einer messerscharfen Analyse beginnt. Hier wird die Berührung im **Nachkontakt** sofort wieder ausgelöscht, eine Gefahr, auf die der Therapeut bei der Arbeit mit narzisstischen Prozessen besonders achten muss.

Wenn der narzisstische Prozess tiefer geht, wird es vor allem um **Störungen in den Persönlichkeitsfunktionen** gehen, weil sich der Patient schwer auf Beziehungen einlassen kann. Manche Männer verlieren sofort das Interesse, wenn sie eine Frau „erobert“ haben; Frauen dagegen werden schon vorher ihren potentiellen Liebhaber plötzlich und ohne Vorwarnung abweisen. (Es gibt bei Paarbeziehungen natürlich auch narzisstische Kollusionen, z.B. wenn ein intelligenter Mann sich mit einer schönen, aber dummen Frau schmückt oder sich eine Frau auf einen Mann hauptsächlich wegen seiner Statussymbole – tolle Autos etc. – einlässt.)

Der Königsweg der Therapie von narzisstischen Prozessen ist die **emotionale Berührung**. Wenn man sagen kann, dass ohne die Momente des Vollen Kontakts im therapeutischen Kontakt, der unmittelbaren menschlichen Begegnung von Therapeut und Patient, keine Therapie wirksam werden kann, so gilt das in ganz besonderem Maße bei den narzisstischen Störungen, bei denen einzig die Momente der Berührung heilen.

Es kommt darauf an, einen Punkt zu finden, an dem der Patient berührbar ist, und ihn dann an diesem Punkt so lange wie möglich zu halten und später zu verhin-

Sucht

ist eine gewohnheitsmäßig selbst herbeigeführte Veränderung der Neurotransmitter, die zu einem selbstdestruktiven und umweltzerstörerischen Verhalten führt.

- **Neurotransmitter** sind Botenstoffe, die zwischen den Nervenzellen im Gehirn hin- und herwandern und dabei elektrische oder chemische Impulse auslösen. Einige dieser Stoffe, die sogenannten Endorphine, werden natürlicherweise spontan bei Schmerz, Stress, Angst und anderen Notfallsituationen ausgeschüttet und können euphorische Empfindungen bewirken. Wenn solche Stoffe aber künstlich zugeführt werden, kommt es zur gefürchteten Toleranz, d.h. es wird immer mehr von diesem Stoff gebraucht, um einen gleichen Zustand herzustellen. Dabei gewöhnt sich der Körper an diese Zufuhr von außen so sehr, dass bei einem Entzug zunächst die körpereigene Endorphin-Produktion fehlt und sich erst wieder regenerieren muss – daher die Qualen beim Entzug.

- **selbst herbeigeführt** heißt, dass zur Sucht der Wille zu Betäubung oder Stimulierung notwendig dazu gehört.

- **gewohnheitsmäßig** heißt, zwanghaft immer wieder, sobald bestimmte psychisch oder körperlich unangenehme Empfindungen auftauchen.

- **selbst- und umweltdestruktiv** sind Suchtprozesse, weil durch sie die natürliche Prioritätenordnung der Bedürfnisse ständig gestört wird.
  Es kommt zu körperlichen Schädigungen, emotionaler Desensibilisierung, kognitiven Desorientierungen sowie Einschränkungen der Interaktionskompetenz und dadurch zu Schädigungen der physischen und sozialen Umwelt durch primär oder sekundär verursachte Gewalt.

- Suchtprozesse sind aber **keineswegs immer sozial unakzeptabel** oder sozial auffällig; Medikamentensucht oder Bulimie z.B. werden sorgsam geheim gehalten und fallen daher kaum auf, während andererseits Alkoholtrinken bei uns so normal ist wie andernorts das Kauen von Betel, Kat oder Coca.

- **Therapie** kommt nur dann ins Spiel, wenn das Suchtverhalten gesellschaftlich nicht akzeptiert wird, wie bei Morphium- bzw. Heroinsucht, oder wenn die Betroffenen von der Sucht loskommen wollen. Nur im letzteren Fall ist Psychotherapie angesagt und Erfolg versprechend. Das Konzept Therapie statt Strafe funktioniert deshalb nicht, weil die echte Motivation fehlt.

Abb. 43: Definition der Sucht
(© Dreitzel/Stelzer 2004)

15 Narzisstischer Prozess

Hauptcharakteristika:
Retroflektion vor dem vollen Kontakt

Grunderfahrung / Grundintrojekt:
Loslassen heißt, die Kontrolle zu verlieren, und führt zu Liebesverlust

Biographischer Hintergrund:
zu frühe Autonomiezumutungen;
oft: kalte Eltern

Projektion:
„Niemand weiß so gut wie ich, was ich brauche"

Retroflektion:
die Gefühle des vollen Kontakts: vor allem Freude und Trauer

die eigene Bedürftigkeit

Introjektion:
was man selbst erreicht hat, führt zur Überschätzung der eigenen Kräfte

Auswirkungen auf die Es-Funktionen:
- Die Tatsache der Bedürftigkeit wird als kränkend empfunden
- Um Hilfe zu bitten und Hilfe anzunehmen für das, was man braucht, ist schwierig

Auswirkungen auf die Persönlichkeitsfunktionen:
- die Tatsache der Vergänglichkeit wird als extrem bedrohlich, Krankheit wird als Kränkung erlebt
- sich einzulassen auf Beziehungen und gesellschaftliche Verpflichtungen wird gescheut, es sei denn, man hat eine Machtposition

Arbeitsweg:
den Punkt finden, an dem der Patient berührbar ist – und ihn dann berühren

Vermeiden:
- auf die Aggressivität einzugehen
- sich kränken zu lassen
- sich intellektuell fesseln zu lassen

Gegenübertragung:
- Kränkungen
- intellektuelle Faszination
- Unberührtsein bis Kälte

dern, dass er im Nachkontakt diese Erfahrung wieder entwertet. Das wird zunächst eher die Form eines stillen Angerührt-Seins annehmen. Später in der Therapie geht es dann um die eigentlichen **Gefühle des Vollen Kontakts**, also darum, dem Patienten zu ermöglich, dass er den Ausdruck von Freude, von Trauer, von Liebe und im Nachkontakt auch den der Dankbarkeit zulassen kann.

Therapiebeispiele zum narzisstischen Prozess

Patient: „Sag nichts, lass mich das allein rausfinden!"
Therapeut: sagt nichts.
Patient, nach einer Weile: „Du lässt mich aber ganz schön auflaufen."

- Hier ist auf kleinstem Raum beides nebeneinander: der introjizierte Autonomieanspruch und die projizierte Sehnsucht nach Hilfe.

Nach einem gut verlaufenen Vorgespräch verabschiedet sich der Patient. Schon in der Tür dreht er sich dann noch einmal um und sagt lächelnd zu seiner künftigen Therapeutin: „Ach, das wollte ich Sie noch wissen lassen: Ich habe schon mancher Frau das Fürchten gelehrt!" – und zieht die Tür hinter sich zu.

- Gleich zu Beginn der Therapie, auf die er sich jetzt einlassen will, versucht der Patient durch eine Drohgebärde die Kontrolle zu behalten.

Ein männlicher Patient sucht sich eine schöne, dunkelhaarige Therapeutin, die durch ihre gepflegte Erscheinung und ihr sorgsam stilisiertes Praxiszimmer auffällt. Er kommt regelmäßig und zahlt pünktlich – ist also offenbar motiviert. Aber von Anfang an macht er alles an seiner Therapeutin schlecht. Erst gefällt ihm die Wohngegend und das Haus nicht, als nächstes kritisiert er das Praxiszimmer, dann kommt er ihr noch näher und bemängelt dies und jenes an ihrer Kleidung und ihrer Frisur. Schließlich hat er den neuralgischen Punkt getroffen, der die Therapeutin dann Supervision suchen lässt: Er bekrittelt die dunklen Haare, die er hier und da auf ihrem Arm entdeckt hat.

- Im narzisstischen Prozess wird die Sehnsucht nach einer tragenden Beziehung und den damit verbundenen Momenten des Vollen Kontakts aufgewogen durch die Angst vor dem Kontrollverlust, der als Autonomieverlust erlebt wird. Unbewusst verhindert der Patient durch seine verletzende Kritik, dass sich eine tragende therapeutische Beziehung entwickeln kann. – Es stellte sich heraus, dass die Mutter des Patienten schon bei seiner Geburt psychotisch war. Das erklärt sowohl das Ausmaß der Sehnsucht als die Stärke der Angst. – Der Therapeut darf sich nicht von der Aggressivität eines solchen Patienten beeindrucken lassen, sondern muss sie unterlaufen. Dazu kann auch mal gehören, den Patienten wissen zu lassen, dass so etwas weh tut. Aber auf weiche Art, denn es geht darum, dass der Patient berührt wird und dabei die Erfahrung macht, dass Voller Kontakt nicht mit Autonomieverlust identisch ist.

Kommentar zu Schaubild (16)

Anders als die anderen neurotischen Prozesse, die ihren Ort in einem bestimmten Stadium des Kontaktprozesses haben, ziehen sich Suchtprozesse durch den ganzen Kontaktprozess durch. Das heißt, sie können an jeder Stelle des Kontaktprozesses beginnen oder auch den gesamten Prozess beeinträchtigen. Schließlich können die Suchtmittel und der Rausch selbst zu einem Ziel des Kontaktprozesses werden. Aber was ist eigentlich eine Sucht?

Nach dieser Definition können Suchtprozesse sowohl durch Drogen, wozu natürlich auch Alkohol und Nikotin zählen, ausgelöst werden, als auch durch bestimmte Verhaltensweisen wie z.B. Fernsehen, Computerspiele oder manche Extremsportarten. Andererseits ist mit dieser Definition aber auch einer Inflation des Suchtbegriffs ein Riegel vorgeschoben: nicht jeder Rausch ist Teil einer Sucht, und nicht jedes verbotene Rauschmittel macht süchtig.

Wie die anderen neurotischen Prozesse sind auch Suchtprozesse allgegenwärtig; jeder hat seine kleinen Süchte, denen er öfter mal nachgibt. Aber eine bestimmte Sucht kann auch das ganze Leben beherrschen. Im ersten Fall sind Suchtprozesse in der Therapie gut zu bearbeiten. Es wird dabei um die Wiederbelebung echter, also nicht selbstschädigender Bedürfnisse gehen, und um Wiederentdeckung der eigenen Lebendigkeit und Kreativität. Im zweiten Fall dagegen ist ein Entzug die Voraussetzung wirksamer Therapie. Alles andere ist Augenwischerei: Die Sucht ist ein Gegner von außerordentlicher Kraft.

Es gehört regelmäßig zu einem Suchtprozess dazu, dass sich die Betroffenen über das Ausmaß ihrer Sucht im Unklaren sind. Sie werden also, über ihre Sucht befragt, typischerweise die Sucht herunterspielen, wobei ihnen diese Leugnung größtenteils nicht bewusst ist. Man darf also Informationen, die Süchtige selbst über ihre Sucht geben, grundsätzlich nicht trauen, auch wenn sie noch so überzeugend vorgetragen werden. Als erstes muss der Therapeut versuchen, hier Klarheit zu erreichen. Wenn das nicht gelingt – und das ist meistens der Fall – muss vor der Therapie ein Entzug in einer geeigneten Institution oder Selbsthilfegruppe durchgeführt werden.

Therapiebeispiele zum Sucht-Prozess

Als ich zum ersten Mal eine Selbsterfahrungsgruppe in Bayern leitete, fiel mir in der Vorrunde ein großer, schwerer Mann wegen seine leicht geschwollenen Gesichts und seiner Leibesfülle auf. Ich fragte ihn, ob er vielleicht ein Alkoholproblem habe, was er entrüstet von sich wies.
Gerade noch rechtzeitig, bevor die Runde weiter ging, fiel mir ein, wo ich mich befand, und so fragte ich ihn, wie es denn mit Bier sei „Oh“, meinte er, „Bier – das ist etwas anderes.“
Also dann – wie viel? „Ach Gott, nie mehr als höchsten vier Flaschen zum Frühstück.“ Danach traute ich mich nicht mehr, weiter zu fragen Aber ich bestand darauf, dass er ein Alkohol-Problem habe – was er mir noch lange übel genommen hat.

Kommentar zu Schaubild 17

Für die Bearbeitung der Tendenz zum schizoiden wie der Tendenz zum narzisstischen Erleben gilt zunächst das Gleiche wie für die Bearbeitung der schizoiden und der narzisstischen Prozesse (vgl. die Kommentare zu den Schaubildern 9 und 15.

Dazu kommt bei den **chronischen** Störungen:

1. Mehr als sonst in der Gestalttherapie ist eine Aufhellung des **biografischen Hintergrunds** notwendig, weil Patienten mit Frühen Störungen oft im Hinblick auf diese Störungen verwirrt sind und eine bessere Orientierung ihre Therapie unterstützt. Aber Vorsicht bei der Neigung mancher Patientinnen, alles auf einen vermuteten, aber nicht erinnerten Missbrauch zu schieben! Wenn ein Trauma erinnert wird, muss es auch mit großer Klarheit als solches bearbeitet werden. Wenn es nur vermutet wird, besteht die Gefahr, dass die Patientin unbewusst für ihre unspezifischen Störungen einen Sündenbock sucht, um dann in die Opferrolle zu gehen.

2. Ziel der Therapie von Frühen Störungen ist die Identifikation mit der jeweiligen Störung als einer **Behinderung**, mit der man leben muss. Wenn sich später herausstellt, dass die Störung allmählich verschwindet, ist nichts verloren. Wenn sich der Patient aber darauf einstellt, hier eine Behinderung zu haben, kann er lernen, besser mit seinen Grenzen umzugehen.

3. Die **Grenzen zwischen neurotischem und psychotischem Erleben** sind fließend, erstaunlich viele Menschen kennen psychotische Episoden in ihrem Leben. Als Therapeut darf man sich von psychotischem Erleben oder psychotischen Träumen nicht erschrecken lassen, sollte aber auch seine eigenen Grenzen gut genug kennen, um zu wissen, wann eine Krisenintervention ansteht oder eine Überweisung angebracht ist.

4. Wenn bei **schizoidem Erleben** eine Neigung zur Überschwemmung durch Bilder oder ein Verdacht auf psychotisches Erleben besteht, sollten Phantasiereisen ebenso wie die Bearbeitung von Träumen unterbleiben (Es reicht immer, bei Angstträumen zu sagen: Das muss schrecklich gewesen sein!) – sie würden noch mehr Energie in das ohnehin überstarke Innenleben umlenken.

5. Bei **schizoidem Erleben** muss der Akzent auf die Realitätserfahrung des Patienten gelegt werden, bei narzisstischem Erleben darauf, dass der Patient die Beziehung zum Therapeuten auch dann als verlässlich erlebt, wenn er sehr aggressiv wird.

6. Bei den **Frühen Störungen** ist es nicht sinnvoll, „dem Prozess zu folgen", also die Thematik der Sitzung vom Patienten kontrollieren zu lassen. Vielmehr muss der Therapeut den Ablauf und die Thematik der Sitzung vom Patienten kontrollieren. Er darf sich dabei nicht vom Material des Patienten überschwemmen lassen und davon abbringen lassen, minutiös am Kontaktprozess zu arbeiten.

16

Sucht-Prozess

Hauptcharakteristika:
Abhängigkeiten von Stoffen oder Verhaltensweisen

Grunderfahrung / Grundintrojekt:
nur mit meiner „Droge“ kann ich das Leben aushalten bzw. mich lebendig fühlen

Biographischer Hintergrund:
Überforderung durch die Ansprüche der Umwelt und zu geringe Gratifikation für die eigene Autonomie

Projektion:
die Selbstverantwortung wird projiziert: immer sind andere oder die „Umstände“ oder „das Leben“ schuld

Retroflektion:
die eigenen Kräfte und Erregungspotentiale

Introjektion:
zwanghaftes Introjizieren von erregungsfördernden oder erregungshemmenden Mitteln und Erlebnissen

Auswirkungen auf die Es-Funktionen:
- Die wirklichen Bedürfnisse werden übergangen
- Die Wünsche sind auf den „Kick“ fixiert
- Die Entscheidungsfähigkeit ist eingeschränkt (Abhängigkeit), die Entschlusskraft ist allein auf die Erlangung des Suchtmittels fokussiert

Auswirkungen auf die Persönlichkeitsfunktionen:
- Lebensmut verleiht nur das Suchtmittel
- Der individuelle Stil kann sehr ausgeprägt sein
- Eingeschränkte Moral: der Zweck (der Kick) heiligt die Mittel; Mangel an Selbstverantwortung
- Entgrenzungserlebnisse verkehren sich in Sinnlosigkeitsgefühle, sobald das Suchtmittel fehlt

Arbeitsweg:
- Konsequent auf Selbstverantwortung setzen
- Wenn möglich: erst Entzug, dann Therapie
- Wiederbelebung der Sinne und damit der differenzierten Erlebnisfähigkeit
- Absenken des Angstpegels durch Erfahrung der eigenen Kräfte

Vermeiden:
Auf die Lügen hereinzufallen, von denen der Süchtige selbst überzeugt ist

Gegenübertragung:
- den Alkoholiker-Charme sympathisch finden
- Mitleid
- Widerwillen / Ekel

- Bei Süchten, die von der jeweiligen Kultur oder Subkultur getragen werden, bekommt man als Therapeut auch dann nur schwer einen Fuß auf den Boden, wenn es sich um offensichtlichen Missbrauch handelt. Charakteristisch ist die Umdefinition, die der Leugnung dient: Bier ist nicht Alkohol.

Eine Fachärztin für Neurologie kam zu mir in die Therapie. Es stellte sich heraus, dass sie regelmäßig Psychopharmaka einnahm, die sie sich selbst verschrieb. Mein erster Arbeitsschritt war, sie dazu zu bewegen, sich zu einem Kollegen zu begeben, einem Psychiater oder Neurologen, der ihr verschreiben sollte, was seiner fachlichen Meinung das richtige Mittel und die richtige Dosis wäre. Sie tat das dann auch und berichtete mit Unwillen, dass sie nur die Hälfte der Menge verschrieben bekommen hatte, die sie bis dahin genommen hatte. Nach etwa sechs Wochen fand ich heraus, dass sie sich wieder selbst medikamentierte. Daraufhin brach ich die Therapie ab.

- Die Diskrepanz zwischen Eigen- und Fremdverschreibung war für mich das Indiz für eine Medikamentensucht. Ich war daraufhin skeptisch, ob es ihr gelingen würde, die niedrigere Dosis zu halten, und gar nicht überrascht, als ich die Fortdauer ihrer Sucht entdeckte. Zu einer Therapie sah mich nicht mehr in der Lage: Es gab für mich keine Möglichkeit, sie daran zu hindern, sich das Mittel selbst zu verschreiben. Wenn es um Entwöhnung geht, muss der Therapeut die Möglichkeit der Kontrolle haben. Diese Möglichkeit ist nur in einer Klinik gegeben, die auf Entzug spezialisiert ist .- Es war das einzige mal, dass ich eine Therapie von mir aus angebrochen habe – aber später war ich auch klüger und habe solche Patienten von vornherein nicht mehr genommen.

Ich habe in verschiedenen Ausbildungsinstituten für Gestalttherapie gelegentlich vorgeschlagen, nicht nur Esssüchtige, sondern auch süchtige Raucher so lange von der Ausbildung auszuschließen, bis sie ihre Sucht los geworden sind. Mir wurde stets geantwortet, das würde die Zahl der Bewerber so reduzieren, dass man sich das nicht leisten könne.

- Was die Esssucht anbetrifft, bin ich noch immer dieser Meinung, weil eine Ausbildungstherapie damit überfrachtet wird. Rauchen ist insofern anders, als es die Ausbildungstherapie höchstens gegen Ende belastet und der Entzug auch ohne fremde Hilfe möglich ist. Aber auch hier geht ohne echte Motivation nichts, bzw. ihr Fehlen muss Thema der Therapie werden. Denn hinter dem Grundintrojekt – ohne Stoff kann ich nicht leben – steckt ja viel mehr. Die Sucht ist das Pendant zur Phobie: Hier geht es nicht ohne, dort geht es nicht mit. Beide sind eine Scheinlösung für allgemeinere Probleme.

7. Bei Patienten mit **Borderline-Erleben** ist es überaus wichtig, immer eine mittlere Distanz zu wahren, nicht zu weit weg und zu kühl, aber auch nicht zu nah und zu freundschaftlich. Stärker als bei anderen Patienten muss der Therapeut immer wieder die Rollen klären: eine therapeutische Beziehung ist kein Liebesverhältnis, keine Freundschaft, und keine Lehrer-Schüler-Beziehung; auch ist der Therapeut kein Anwalt, der für seinen Klienten einsteht, sondern er ist ein Experte für das Erkennen psychischer Probleme und den Umgang mit ihnen, und als solcher ein helfender Dialogpartner des Patienten. Auch mit körperlichen Berührungen sollte der Therapeut bei diesen Patienten eher vorsichtig sein.

8. Bei Patienten mit **Borderline-Erleben** muss die vom Patienten jeweils unterschlagene Ambivalenz vom Therapeuten mit eingebracht werden: Sagt der Patient: Ich bin schwach, erinnert der Therapeut: Und dort warst du stark; sagt der Patient: Ich könnte sie ermorden, meint der Therapeut: Ja, und es gibt eine Seite, wo du sie liebst, etc.

9. Generell bei Frühen Störungen, besonders aber bei Patienten mit Borderline-Erleben, ist es wichtig, bei der **vertraglichen Seite der Therapie** sehr klar zu sein und möglichst keine Veränderungen vorzunehmen: Raum, Zeit, Höhe des Honorars und Zahlmodus, Verfahren bei Absagen und Ferienregelungen müssen völlig eindeutig sein und gegebenenfalls immer wieder in Erinnerung gebracht werden.

10. Patienten mit **schizoidem Erleben** werden trotz aller Bearbeitung von Übertragungsprojektionen in der Therapie oft mit regressiven Neigungen reagieren. Dieser Neigung nachzugeben, ist bei diesen Patienten in der Regel nicht hilfreich; es besteht die Gefahr, dass sie aus der Regression nur schwer wieder herauskommen; vor allem aber geht es um etwas anderes: die Stärkung der aggressiven Funktionen und damit des Selbstwertgefühls. Bei den narzisstischen Störungen dagegen können Regressionsarbeiten hilfreich sein, wenn es um die Wiederbelebung oder Nach-Sozialisation von Lernschritten geht, die das Kind durch zu frühe Autonomiezumutungen hat überspringen müssen oder in denen es zu kurz gekommen ist. (Vgl. mehr dazu in *Dreitzel: Reflexive Sinnlichkeit, Köln 1992*, Exkurs 2: Die therapeutische Begegnung, Abschnitt 6.)

Anzeige

Irvin D. Yalom

EXISTENTIELLE PSYCHOTHERAPIE

ISBN 3-926176-19-9 / 640 S.

Zum 25. Jubiläum der Erstausgabe von *Existentielle Psychotherapie* erscheint die vierte deutsche Auflage. Sie ist erweitert um einen aktuellen Text von Irv Yalom und ein Interview mit dem Autor von Ulfried Geuter.

»Das große Standardwerk der Humanistischen Psychologie – kaum ein Werk ist so inhaltsreich. Und dabei schreibt Yalom so lesbar wie in seinen Romanen, so dass er auch vielen Laien moderne Psychotherapie verständlich machen kann – auf den Schreibtischen der Profis liegt er eh'.«

»Ein Fehler, dieses Buch nur Psychiatern und Psychologen zu empfehlen, denn jeder, der sich für Motive des menschlichen Daseins interessiert, wird hier Anregungen finden.«

Rollo May

»Wenn mich Leser fragen, welches meiner Bücher mir am liebsten ist, fällt mir die Antwort nicht leicht. Wie die meisten Autoren bin ich meist in das Buch verliebt, das ich gerade schreibe. Aber wenn ich wüsste, dass ich meine Feder für immer niederlegen müsste, würde ich wohl antworten, dass ich besonders stolz auf das Buch Existentielle Psychotherapie bin.«

Irvin Yalom, Nachwort zur 4. dt. Aufl.

- Wenn es darum geht, Unheil zu verhüten, kann man als Therapeut manchmal nicht warten, bis die Therapie Wirkung zeigt. Ich verlangte von ihr mit all meiner Autorität, dass sie das Verhältnis zu diesem Mann sofort abbrach. Sie hörte auch auf mich, brach aber ihrerseits bald darauf die Therapie ab. Ich war nun nicht mehr der gute Vater, der sie endlich wahrnimmt, sondern eine böse verbietende Macht, die verhindert, dass sie ihr Liebesbedürfnis durch ein eigenes Kind stillen konnte. Denn darum ging es: ein eigenes Kind würde ihr die Liebe entgegenbringen, die ihr die Mutter verwehrt hatte. Der potentielle Vater spielte dabei so wenig eine Rolle wie ihr eigener in ihrem Leben. Die Therapie von Patienten mit Borderline-Erleben ist schwierig und nicht immer von Erfolg gekrönt.

Therapiebeispiele zum Borderline-Erleben

Auch, ja gerade aus erfolglosen Therapien lässt sich lernen:

Eine Patientin sagte mir bei der Wiederaufnahme unserer Stunden nach längerer Sommerpause „Du, ich muss dir etwas gestehen. Ich hoffe, du bist mir nicht böse!" Es stellte sich heraus, dass sie sofort nach unserer letzten Stunde vor den Ferien und fünf Tage vor meiner eigenen Abreise in das abgelegene Dorf am Mittelmeer gereist war, in dem ich damals ein Ferienhaus besaß. Sie hatte sich durchgefragt bis zu unserem Haus, einem alten Turm, und entschieden, dass dies das schönste Haus überhaupt am Mittelmeer sei. Sie beschloss auf der Stelle, den Rest ihrer Ferien dazu zu nutzen, das zweitschönste Haus ausfindig zu machen – und zu kaufen. Das war in Griechenland. Ihre lange Odyssee endete in einem Dorf in Cinque Terre an der italienischen Riviera. Sie besaß weder die Mittel, ein Haus zu kaufen, noch wusste sie, ob das von ihr ausgesuchte Haus überhaupt zu verkaufen war. Ungeachtet dieser Tatsachen buchte sie einen Sprachkurs und begann, Italienisch zu lernen. – Nach fünf Wochen war die ganze Angelegenheit vergessen.

- Dass sie meinen Ferienort überhaupt kannte, lag daran, dass ich ihr – wie manchmal bei schwer gestörten Patienten – meine Urlaubsadresse gegeben hatte für den Fall, dass sie bei einer Krise Verbindung mit mir aufnehmen wollte. Dieses Mal bereute ich es: Ihr Gefühl, dass mir ein Besuch von ihr nicht willkommen wäre, war durchaus berechtigt. Aber ich konnte mich einer gewissen Bewunderung nicht erwehren, denn sie hatte diesen schwer zu findenden und damals noch sehr schwer zu erreichenden Ort gefunden und sich ohne Sprachkenntnisse bis zu meinem Haus durchgeschlagen (ich hörte dann im Dorf, ich hätte Besuch gehabt) – eine beachtliche Leistung! – Therapeutisch gesehen ist da zunächst einmal die starke Übertragung, die sich ein halbes Jahr später in nichts verwandelte, als sie die Therapie abbrach. Dann aber – wichtiger – das Impulsive, Energiereiche und zugleich völlig Unrealistische ihrer Handlungen: Hier mischt sich eine bis zur Verantwortungslosigkeit gesteigerte Autonomie mit einem erheblichen Realitätsverlust. Es wäre möglich gewesen, mich zu fragen, ob sie mich besuchen kommen dürfe. Und sie hätte sich bei mir informieren können, wie man da hinkommt. Aber genau das konnte sie nicht. „They would if they could", wie mein Lehrer Isadore From uns zu erinnern nicht müde wurde. Vielleicht hat sie gespürt, dass ich dieses Ansinnen abgelehnt hätte. Aber ich hätte natürlich den der Übertragung geschuldeten Wunsch ebenso wie den Mangel an Realitätssinn mit ihr durchgearbeitet – was wir nun im Nachhinein tun mussten. Ihr familiärer Hintergrund war durch eine schwer behinderte Schwester bestimmt, die die ganze Liebe ihrer Mutter auf sich zog, und einen unnahbaren Vater, der meist auf Reisen war. Daraufhin identifizierte sie sich mit ihrer Schwester und kümmerte sich auch sehr um sie. Von ihrer Mutter wurde sie wie ein kleines Kind behandelt und ständig in ihrer Selbstständigkeit entmutigt, ohne je die gleiche Liebe wie ihre Schwester von ihr zu bekommen.

Von der gleichen Patientin erfuhr ich eines Tages, dass sie systematisch einen glücklich verheirateten Mann verführt hatte, um von ihm schwanger zu werden. Sie erzählte mir gänzlich unbefangen, dass sie ihn darüber belogen habe, dass sie die Pille abgesetzt hatte.